JN081763

いざという時に役立つ！

すぐに分かる

CBRN

事態対処 Q&A

編著：四ノ宮成祥、木下 学
監修：濵田昌彦、山下俊一、河本志朗

はじめに

　我が国は、いわゆるCBRN（Chemical, Biological, Radiological, Nuclear）事象すべてを被災した経験があるという点で、世界的にも非常に稀有な側面を有しています。1995年には阪神淡路大震災を経験し、DMAT（Disaster Medical Assistance Team）など新規医療体制を築くきっかけとなりました。また、オウム真理教による地下鉄サリン事件を契機に、テロ対処に係る医療の仕組みや危機管理体制の強化など救急医療並びに事態対処即応能力の向上に向けた議論が進むこととなりました。さらに、2001年の同時多発テロや炭疽菌郵送テロ事件を経験するに至り、危機管理に対する平素からの準備とは何かが大きく問われることとなりました。

　この頃から緊急危機管理体制の強化が図られるようになり、縦割りでなく多くのステークホルダーが平素から顔の見える関係で議論や訓練をすることの重要性が認識されています。医療や基礎研究に関わってきた我々も、狭い殻の中に閉じこもっていてはいけないということで、数多くの危機管理関連の会議に顔を出すようになりました。そして、私自身が微生物学分野における基礎医学研究のバックグラウンドを持っていたこともあり、生物兵器禁止条約における枠組みの基盤強化や先進生命科学のデュアルユース問題に対する取り組みを始めました。バイオプリペアドネスや安全保障における医療・公衆衛生の役割など今では当たり前のように語られる取り組みも、私たちが数々の事態を経験してきたからこその"Lessons learned"の積み重ねという側面があります。

　2009年に新型インフルエンザ（正式名称はA(H1N1)pdm09）のパンデミックを経験した後、2011年には東日本大震災を経験し、津波災害だけでなく福島第一原子力発電所の事故も起き、複合災害対応を迫られることになりました。そして今、我々は新型コロナウイルス・パンデミック（COVID-19）の最中にいます。次から次へと新たな事態対処が求められているのです。確かに災害・テロ対処医療技術は大きく進歩してきています。しかし、その一方で今までの常識では対応しにくい新たな危機も生まれつつあります。それは、時間、場所、状況の面や規模の違いのみならず、新興技術に基づき今後生まれるであろう危機なども含まれます。そのようななか、本書の中で力点を置いたものの一つが他書にはない先進生命科学のデュアルユース問題への対応です。

　本書は、元々は防衛医学先端研究の一環として自衛隊員や事態対処関連の方々に

配布する目的で書き下ろしました。本来であれば 2020 年夏に行われる筈であった東京オリンピック・パラリンピックへの対応を見据えて編纂し、4 月には関連部署に配布しました。今年の 2 月にゲノム編集に関する新規技術の取材のため DAPRA（米国防高等研究計画局）を訪れ本書のまとめにかかった折しも、新型コロナウイルス蔓延が大きな社会懸念となり、慌てて COVID-19 に関連する事項を追加しました。

　本書の企画や作成に当たっては、もう一人の編者である木下学氏並びに本領域に関連する多くの方々との会話を通して得た知識や情報が大いに役立ちました。そして、本書に記載することが適切だと考えられる項目や内容を厳選することができました。多忙ななか執筆いただいた著者各位に対し、まず感謝申し上げたいと思います。併せて、監修者として貴重なご助言をいただきました濵田昌彦、山下俊一、河本志朗の三氏に深謝申し上げます。また、索引の作成は本講座派遣職員の妹尾友紀子さんに手伝っていただきました。本書の表紙並びに中表紙のデザインは、科学ミステリーを題材にした「インハンド」などを手がけられている新進気鋭の漫画家の朱戸アオさんに作製していただきました。イメージにぴったりの絵を描いていただき大変嬉しく思っています。

　もちろん、CBRN 事態が起きない世の中を切に祈るばかりですが、現実には私たちは色々な事柄を経験してきました。各ステークホルダーの方々の日常の学習資料や教育教材として、また万一事態対処に関わる必要に迫られたときの情報源として、本書がきっとお役に立つものと思います。是非ご活用ください。

　本書の出版に当たっては、「この本なら購読を希望する読者は数多くいるはず！」と執筆者であり監修者でもある濵田昌彦氏に強く後押しされました。また、出版の申し出を快く受けていただいたイカロス出版株式会社 J レスキュー編集部の磯田美保氏に篤く御礼申し上げます。

2020 年 10 月

防衛医学研究センター長／
防衛医科大学校・分子生体制御学講座

四ノ宮　成祥

目次

新型コロナウイルス

Part 3　放射線・核災害（監修：山下）

総論

放射線生物学

Part 4　テロ対処（監修：河本）

Part 5　有用情報（参考資料）

Part 1
化学剤・化学兵器

監修：濵田昌彦
著者：木下 学、濵田昌彦、四ノ宮成祥、須江秀司

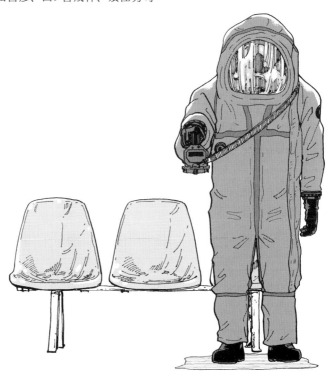

化学剤・化学兵器にはどのような種類がありますか？

化学兵器として使われる化学剤には、人体への生理作用から大きく分けて、神経剤、びらん剤、窒息剤、血液剤、無能力化剤といった種類があります。

ポイント　オウム真理教が 1995 年に起こした地下鉄サリン事件で使われた**サリン**や、金正男の暗殺に使われた **VX** は神経の働きを遮断する神経剤で、非常に致死性が高い。第一次大戦中に西部戦線のイープルでドイツ軍がはじめて使ったことで有名な**マスタード**は、その後イラン・イラク戦争でも使われたびらん剤である。同様に第一次大戦ではじめて使われ、最近のシリア内戦でも使われた疑いが強い**塩素ガス**は窒息剤の 1 つである。これらは今後もテロや戦場で使われる可能性がある。

1. 化学剤の種類によって標的臓器が違う（表 1）

　神経剤は神経とその支配を受ける筋肉が標的で、神経と筋肉や神経同士のつなぎ目であるシナプスの刺激伝達を遮断する。これにより呼吸筋が麻痺した場合は死に直結するため、致死性が高く、テロや暗殺に使われる危険性がある。代表的な神経剤であるサリンや VX によるテロや暗殺の被害は我々の記憶にも新しい。

　びらん剤は外界と接する皮膚や目のような部位が標的であり、化学熱傷のような難治性びらんができる。液体や霧状のものに触れることで皮膚や目にびらんができ、また吸入すると肺や気道にもびらんができるが、神経剤のような高い致死性はなく、むしろ敵の戦闘能力を一定期間、減弱する目的で使われることが多い。

　窒息剤は呼吸器（肺）が標的であり、ガスを吸入することで上気道の収縮や肺水腫が起こる。塩素ガスやホスゲンは代表的な窒息剤であり、第一次大戦の西部戦線ではドイツ、英仏の両陣営でさかんに使われ、両陣営に多数の死傷者を出した。

　血液剤はシアン化剤とも呼ばれる。シアンは青酸のことで、青酸カリはシアン化カリウムである。全身の細胞のミトコンドリアが標的で、エネルギーの源であるATP が産生できなくなる。主に呼吸機能と心機能が障害され死に至る。血液によって全身に運ばれ傷害を引き起こすことから「血液剤」と言われるが、血液によって全身に運ばれる点では神経剤も同様で、適切な呼称ではないとの意見もある。

　無能力化剤は一時的にヒトの活動を制限する（無能力にする）もので致死性は低く、

テロの制圧などに使われる。中枢および末梢神経系が標的となる。3-キヌクリジニルベンジラート（BZ）は抗コリン作用がある代表的な無力化剤だが、強力な鎮痛作用を持つ麻酔薬で、最近、米国でその乱用が社会問題にもなっているフェンタニルも無力化剤とされる。チェチェンの武装勢力が2002年に起こしたモスクワ劇場占拠事件では特殊部隊が制圧にフェンタニルの誘導体を使ったとされ、人質にも死者が出ている。

表1　化学剤の種類と標的部位

化学剤の種類	よく知られている剤	標的部位
神経剤	サリン、VX	神経、筋（神経接合部：シナプス）
びらん剤	マスタード	目、皮膚、呼吸器
窒息剤	塩素ガス、ホスゲン	呼吸器
血液剤（シアン化剤）	シアン（青酸）	ミトコンドリアのATP産生障害
無能力化剤	フェンタニル	中枢・末梢神経系（鎮痛麻酔薬）

（木下　学）

ジュネーブ議定書についてわかりやすく教えて下さい。

Answer

① 1925 年にジュネーブで作成され、1928 年に発効した、戦争における**化学兵器や生物兵器などの使用禁止**を定めた国際条約です。

②正式名称は、窒息性ガス、毒性ガスまたはこれらに類するガスおよび細菌学的手段の戦争における使用の禁止に関する議定書と言います。英語では、Protocol for the Prohibition of the Use in War of Asphyxiating, Poisonous or other Gases, and of Bacteriological Methods of Warfare です。

③いわゆる「ジュネーブ議定書」はいくつか存在するために通称として「毒ガス等使用禁止に関するジュネーブ議定書」という言い方をすることもあります。また、ジュネーブ議定書（1925 年）という表現をすることもあります。

ポイント　この議定書において制限されたのは使用のみであったため、開発、生産、保有が制限されない点で化学兵器・生物兵器の包括的禁止の観点からは不十分なものであった。実際に、この議定書の発効後も日本を含めて英国、米国、ドイツ等は化学兵器等の研究開発、生産、貯蔵や試験評価を続けた。その結果、ドイツではタブン、サリン、ソマン等の神経剤の開発に成功し、その生産が続けられたのである。結果的に、第二次世界大戦において化学兵器は使われなかったものの、それは偶然の産物に近いものであった。大戦の終結時には両陣営とも膨大な量の化学兵器を保有していた。いかに化学兵器等を禁止し歯止めをかけるのが難しいものかの証左であろう。そして、現在でもシリア等で化学兵器が使われ続けているのである。

1. 歴史と経緯

　第一次世界大戦においてドイツ軍により初めて化学兵器としての**塩素**が使用されて以降、**ホスゲンやマスタード**などの化学兵器が戦場において大々的に使われるようになった。側溝をマスタードが川のように流れたという記述が戦史にある。こうして両方の陣営で 100 万以上の兵士が死傷したといわれている。このような状況を受けて、1919 年の**ヴェルサイユ条約**では、ドイツの化学兵器の保有禁止が盛り込まれた。ジュネーブ議定書は、この制限を国際的なものとし、化学兵器の使用禁止を定めたものであった。フランスにより提唱され、ポーランドによって生物兵器を対象に加えること

が提案された。なお、米国も日本も、これに署名したものの批准には至らなかった。化学兵器等の包括的な禁止は、1997 年の**化学兵器禁止条約**の発効を待つことになった。

2. 議定書の条文

　同議定書の条文（骨子）は以下のようなものである。

　「窒息性ガス、毒性ガス又はこれらに類するガス及びこれらと類似のすべての液体、物質又は考案を戦争に使用することが、文明世界の世論によって正当にも非難されているので、

　前記の使用の禁止が、世界の大多数の国が当事国である諸条約中に宣言されているので、この禁止が、諸国の良心及び行動をひとしく拘束する国際法の一部として広く受諾されるために、次のとおり宣言する。

　締約国は、前記の使用を禁止する条約の当事国となっていない限りこの禁止を受諾し、かつ、この禁止を細菌学的戦争手段の使用についても適用すること及びこの宣言の文言に従って相互に拘束されることに同意する。締約国は、締約国以外の国がこの議定書に加入するように勧誘するためあらゆる努力を払うものとする。」

3. 我が国の対応

　日本の年号で言えば同議定書への対応は次のようになる。大正 14 年 6 月 17 日、同議定書はジュネーブで作成され、昭和 3 年 2 月 8 日効力発生となった。戦後になり、昭和 45 年 5 月 13 日国会承認され同年 5 月 19 日批准の閣議決定、5 月 21 日批准書寄託、同日に公布及び告示（条約第四号）、我が国についての効力発生である。最初に議定書が作成され、日本が署名のみした 1925 年から、実に 45 年の歳月が流れていた。

引用文献
1)　http://worldjpn.grips.ac.jp/documents/texts/mt/19250617.T1J.html
2)　https://www.mofa.go.jp/mofaj/gaiko/treaty/pdfs/B-S45-0005.pdf
3)　https://ihl-databases.icrc.org/applic/ihl/ihl.nsf/INTRO/280

（濵田昌彦）

化学兵器禁止条約についてわかりやすく説明して下さい。

①化学兵器禁止条約（Chemical Weapons Convention: CWC、正式名称は「化学兵器の開発、生産、貯蔵及び使用の禁止並びに廃棄に関する条約」）は、サリンなどの化学兵器の開発、生産、保有などを包括的に禁止し、同時に、米国やロシア等が保有している化学兵器を一定期間内（原則として 10 年以内）に全廃することを定めたものです。

②軍縮条約史上、一つの範疇の大量破壊兵器を完全に禁止し、廃棄させるのみならず、これらの義務の遵守を確保する手段として、実効的な検証制度を持つ初めての条約です。

③ CWC の実施に当たる国際機関として、化学兵器禁止機関（Organisation for the Prohibition of Chemical Weapons: OPCW）が設けられています。

ポイント　締約国は、いかなる場合にも化学兵器の開発、生産、取得、保有、移譲及び使用を行わないことを約束する（第 1 条）。締約国は、保有する化学兵器及び化学兵器生産施設を申告し、原則として条約発効後 10 年以内（2007 年 4 月まで）に廃棄する（第 4 条、第 5 条）。条約で禁止されていない目的のために毒性化学物質等を開発、生産する権利などは認められるが、一定の毒性化学物質及び関連施設は検証措置の対象とし、締約国はその活動につき申告を行う（第 6 条）。締約国は、条約に基づく義務を履行するため、法令の制定を含む必要な措置をとる（第 7 条）。締約国は、老朽化した化学兵器及び他の締約国の領域内に遺棄した化学兵器も廃棄する（検証議定書第 4 部（B）において適用する第 4 条）・・・我が国にも深い関連あり。

1. 歴史と経緯

　1969 年、**ウ・タント国連事務総長**が、「化学・細菌兵器とその使用の影響」と題する報告書を提出したことを契機として、国連などの場で化学兵器の禁止が活発に議論されることとなった。その後 1980 年から軍縮委員会（その後の軍縮会議）において**化学兵器禁止特別委員会**が設立され、化学兵器禁止のための交渉作業が本格化した。その後、交渉は長期化したが、1992 年 9 月、条約案が軍縮会議において採択され、1993 年 1 月 13 日にはパリで署名式が開催された。発効は 1997 年 4 月 29 日。同年 5 月には化学兵器禁止機関（OPCW）がハーグに設立された。わが国は 1993 年 1 月に

署名し、1995 年 9 月に批准した。2020 年 1 月現在の締約国数は 193 か国（OPCW サイトより）。イスラエル（署名国）、北朝鮮、エジプト及び南スーダンが未締結である。

2. OPCW とノーベル平和賞

　OPCW は化学兵器禁止条約に基づき、世界的な化学兵器の全面禁止及び不拡散のための活動を行う国際機関である。「申告」と「査察」という検証を実質的に行っている。査察は、複数人から成る国際査察チームが実際に施設に立ち入り、製造設備に疑わしい部分はないか、原材料の購入量と生産量の数字が調査される。現場でサンプルを抜き取って化学分析をすることもある。また査察以外にも、セミナーの開催や訓練コースの開設など、締約国数の増加（条約の普遍化）や締約国間の協力を積極的に推進する取り組みを行っている。この OPCW の活動により、シリアでは、申告された化学兵器の廃棄が完了した。OPCW はこれらの実績と、「化学兵器のない世界」を目指した広範な努力が評価され、2013 年には**ノーベル平和賞**を受賞している。

3. 残された課題

　検証制度の実効性や加盟国数などから、「モデル軍縮条約」とも言われる化学兵器禁止条約だが、新たな課題も多い。例えば、シリアにおいてサリン等の神経ガスが使われたことが確認されているが、条約はこのような状況に対して決め手を欠いている。もともと、この条約は他の軍縮条約と同様に「善人の手を縛る」性格を有しており、性善説に立っているために申告されたものしか査察には入れない。シリア政府が化学兵器の全量を申告していたか定かでない。国家間の取り決めであるため非国家主体やテロリスト集団などによる使用の防止などは、条約起草時には想定されていなかった事態である。また、新たな化学兵器技術の進歩への対応も急務である。

引用文献

1)　https://pubchem.ncbi.nlm.nih.gov/compound/Soman#section=2D-Structure
2)　http://www.gunma.med.or.jp/PDF/hakozaki20170705.pdf
3)　http://www.iems-japan.com/wp-content/uploads/2016/03/terr.pdf.

（濵田昌彦）

オーストラリア・グループの輸出規制についてわかりやすく教えてください。

①オーストラリア・グループ（Australia group：AG）は、イラン・イラク戦争（1980 ～ 1988 年）でイラクの化学兵器使用が明らかになり、各国が化学兵器開発に使う化学剤や製造技術の輸出管理を行うために 1984 年に設立されました。
② 1992 年からは化学剤に加え生物剤の作成に係る材料や技術にまで規制を広げています。
③日本は外国為替及び外国貿易法、輸出貿易管理令等で規制を行っています。

ポイント　イラン・イラク戦争の際、イラクによる化学兵器使用が明らかになったことを契機として、各国が化学兵器開発に用い得る化学薬品や製造技術についての輸出管理制度を整備する必要性を認識したことから 1984 年に設立された。オーストラリアが各国間の協力を提案したことで、1985 年 6 月、15 か国が参加して第 1 回会合が開催された。この枠組みはオーストラリアが議長国を務めていることから AG と呼ばれ、毎年主にパリで総会を開催している[1]。なお、湾岸戦争後、イラクの生物兵器開発も明らかになり、1992 年からは規制対象を生物剤、生物兵器関連資機材・技術へと拡張している[2]。

1. AG の目的、参加国、規制の枠組み

AG 参加国（表 1）は生物兵器及び化学兵器を禁止する二つの条約（生物兵器禁止条約、化学兵器禁止条約）の遵守を通じ両兵器の不拡散を目的として、各国との情報交換や政策協調を国内の輸出管理に反映させている。参加国は、AG の場で合意された生物・化学兵器関連汎用品・技術に関するリストについて、特定の対象国・地域に的を絞らず

42 か国（アルゼンチン、オーストラリア、オーストリア、ベルギー、ブルガリア、カナダ、クロアチア、キプロス、チェコ、デンマーク、エストニア、フィンランド、フランス、ドイツ、ギリシア、ハンガリー、アイスランド、アイルランド、インド、イタリア、日本、韓国、ラトビア、リトアニア、ルクセンブルグ、マルタ、メキシコ、オランダ、ニュージーランド、ノルウェー、ポーランド、ポルトガル、ルーマニア、スロバキア、スロベニア、スペイン、スウェーデン、スイス、トルコ、ウクライナ、英国、米国）及び EU

表 1　AG 参加国（2018 年 7 月現在）

に国内の法令（日本では、**外国為替及び外国貿易法、輸出貿易管理令、外国為替令等**）に落とし込み輸出管理を行っている[1]。また、AG では、「**ノー・アンダーカット（No undercut）**」という制度も導入しており、これは例えば、AG 参加国（A）が（B）国への輸出を拒否した場合、その情報を共有した上で、参加国（C）が（B）に同様の輸出をする際には、（A）と（C）が協議をして判断するというもので、拡散国が複数国にアプローチして懸念資機材を調達することを阻止する仕組みである[2]。

2. AG で規制される品目

　AG では以下の 5 分野を規制品目としており、具体的な前駆物質や、関連資機材、病原菌、ウイルス等がリストアップされている[4]。
- ①化学兵器の前駆物質（**亜燐酸ジエチル、五塩化リン、シアン化ナトリウム等**）
- ②化学兵器製造のための汎用施設及び設備並びに関連技術及びソフトウェア（**反応器、貯蔵容器、凝縮器、熱交換器等**）
- ③生物関連の汎用設備並びに関連技術及びソフトウェア（**物理的封込用装置**、密閉式発酵槽、連続式遠心分離機等）
- ④ヒト病原体及び動物病原体並びにヒト及び動物に対する毒素（**日本脳炎ウイルス、チフス菌、炭疽菌、黄色ブドウ球菌毒素等**）
- ⑤植物病原体（**サトウキビ白すじ病菌、コーヒーベリー病等**）

3. AG の抱える問題点

　懸念資機材（有形技術）の輸出管理が進む一方、技術情報やノウハウなどの「**無形技術の移転（Intangible Technology Transfer: ITT）**」が、拡散国やテロリストへ流出する懸念も高まり、AG でも 2002 年から取組を強化している。ITT とは、技術情報がメール、電話、ファックス等で国外に流出することで、一度拡散するとその捕捉は非常に困難である[5]。

引用文献
1)　外務省オーストラリア・グループ（AG: Australia Group）の概要。
https://www.mofa.go.jp/mofaj/gaiko/bwc/ag/gaiyo.html
2)　杉島正秋「生物・毒素兵器拡散問題」納家政嗣、梅本哲也編『大量破壊兵器不拡散の国際政治学』有信堂、2000 年。
3)　Australia Group. https://australiagroup.net/en/controllists.html
4)　安全保障貿易情報センター（CISTEC）安全保障貿易管理の歴史と背景。
http://www.cistec.or.jp/export/yukan_kiso/anpoguidance_1rekishito_haikei.html
5)　Kimball. D.,"The Australia Group at a Glance", *Arms Control Association*, January 2018.
　　https://www.armscontrol.org/factsheets/australiagroup.

（須江秀司・四ノ宮成祥）

遺棄化学兵器の処理状況について教えてください。

 ① 1997年発効の化学兵器禁止条約に基づき、旧日本軍が中国大陸に遺棄した化学兵器（遺棄化学兵器：Abandoned Chemical Weapons、以下ACW）を処理している事業です。
② 内閣府の遺棄化学兵器処理担当室が中心となり2000年からACWの発掘・回収事業が始まっています。
③ ACWにはびらん剤や嘔吐剤等があり、約6.3万発が見つかり約5万発が処理されています（2018年3月現在）。

ポイント　遺棄化学兵器（ACW）の数量や所在地等については、関連史料が断片的でありその全貌が不明である。ACWは農作業、建設工事中等に発見される場合が多い。ACWが見つかると、**中国外交部からの通報**を受け、日本外務省が現地調査を実施する。旧日本軍のものと確認されると、**内閣府遺棄化学兵器処理担当室**が発掘・回収を行う。事業の処理対象は、旧日本軍の化学兵器のみで、外国の兵器、旧日本軍の通常兵器は対象外である。

1. 遺棄化学兵器とは

　化学兵器禁止条約では、ACWの定義について「1925年1月1日以降にいずれかの国が他の国の領域内に当該他の国の同意を得ることなく遺棄した化学兵器（老朽化した化学兵器を含む。）をいう」（第2条6）として、「締約国は、この条約に従い、他の締約国の領域内に遺棄したすべての化学兵器を廃棄することを約束する。」（第1条3）と定める。

　同条約に基づき、日本政府は中国政府の協力を得ながら旧日本軍が第二次大戦終了までに中国に持ち込み、遺棄したびらん剤や嘔吐剤を含むACWの発掘・回収、廃棄処理を行っている。ACWは、北は黒竜江省から南は広東省まで広い範囲で存在が確認されているが、吉林省ハルバ嶺地区には約30〜40万発が埋設されていると推定されている。

2. 中国における遺棄化学兵器処理

　化学兵器禁止条約発効後の2000年に黒龍江省北安市で最初の本格的な発掘・回収事業が始まった。ACWは発掘・回収されると、中国国内で厳重に一時保管され後、**移動式処理設備**（陸上輸送可能で設備がトレーラーで収納可能な大きさにユニット化

されている）と呼ばれる施設まで輸送して廃棄する。

　一方、ACW 最大の埋設地とされる吉林省ハルバ嶺と呼ばれる地域では、2012 年に発掘・回収事業が開始し、2014 年からは廃棄作業が始まっている。ハルバ嶺では2022 年中の廃棄完了を目指し設備を増設中である。

　ACW は**制御爆破方式**及び**加熱爆破方式**と呼ばれる方法で処理され、前者は鋼鉄製のチェンバーの中で ACW の周りに爆薬を巻いて爆破処理し、後者は大型の釜にACW を投入後、高温で化学剤・爆薬を処理する方式である。

3. ACW の種類

　ACW は半世紀以上前の古い砲弾等のため、腐食・変形しているものが多く、爆薬による爆発リスクもある（表 1 参照）。

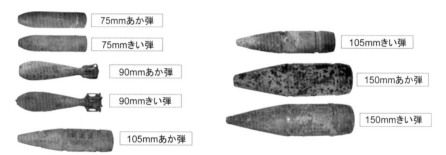

表 1　中国で見つかる主な ACW

区分	旧軍の名称	化学物質の名称
びらん剤	きい剤	マスタード、ルイサイト
窒息剤	あお剤	ホスゲン
くしゃみ剤 （嘔吐剤）	あか剤	ジフェニルシアノアルシン（DC） ジフェニルクロロアルシン（DA）
催涙剤	みどり剤	クロロアセトフェノン

引用文献
1)　外務省軍縮不拡散・科学部編集『日本の軍縮・不拡散外交（第七版）』（平成 28年 3 月）。
2)　内閣府遺棄化学兵器処理担当室のホームページ。
　　http://wwwa.cao.go.jp/acw/index.html

（須江秀司・木下　学）

近年の化学剤開発の動向について教えてください。

① 1997年の化学兵器禁止条約の発効以来、新たな化学剤の開発はどの国にとってもハードルの高いものになっていると思われます。しかし、それでも幾つかの国々では密かにこれが継続されている可能性があります。

② 「近年」というのを冷戦期まで含めて考えれば、ノビチョクのような第4世代の化学兵器（化学剤）の開発はその典型的な一例と言えるでしょう。旧ソ連（ロシア）がこの開発を始めたのは、NATO の検知、防護装備などを無効化するためであったと言われています。その他にも、粘性の強化（粘性 G 剤）や活性炭フィルターのブレイクスルーを狙うものなどが言われてきました。米国のサリンや VX のバイナリー兵器も保管の容易性を考慮した新たな開発方向でした。

③ バイオテクノロジーの発展によって桁違いの高毒性を持つ毒素を大量に合成することも可能であるという見方もあります。サキシトキシンやリシンといった毒素は、化学兵器禁止条約の検証付属書表 1 剤のリストにもある化学剤でもあります。また、マイクロリアクターにより化学剤を合成・生産された時には検証はほぼ不可能という見方もあります。

ポイント　この化学剤開発の動向を考えると、検知や防護、除染や救護といった「兵士や市民を守るための技術」と矛と盾の関係があることがわかる。ノビチョクがその典型例であろう。英国での元スパイ親子暗殺未遂事件までは、通常の方法では検知も防護もできず、除染も困難で、治療法もないと言われていた時代があった。高毒性化や持久性の向上は従来から追求されてきたところである。第一次大戦で塩素やホスゲンに代わってマスタードが主流になったのは、戦場にガスマスクが普及して気体のものでは効果がなくなってきたからである。マスタードは経皮効果も大きい。戦場を汚染してそのエリアの使用を拒否することもできる。どんな化学剤を開発するかは、その狙いによって変わる。

1．第4世代の化学兵器

　ノビチョクのような**第4世代の化学兵器**（化学剤）は、これまでのサリンや VX といった神経剤と同様の性質を持つ一方で、攻撃側として特有のメリットを持つ。その毒性は VX の 5 ～ 8 倍とも言われ、持久性も VX 以上である。治療はほぼ不可能と

の話もあった。元スパイ親子が助かったのは幸運であった。除染は困難で、英国は軍の専門部隊を投入してほぼ1年をかけて現場や救急車などの除染を完了した。検知は現在でも困難で、MS（質量分析計）が有効であったと言われている。これらは、今後も新たな化学剤開発に示唆を与えるものであろう。

2. 粘性強化の方向

TGD（粘性ソマン）の除染実験の写真を見たことがある。英国Dstlのものだったが、金属板に付着したTGDがまるで水飴のように糸を引いていた。このような化学剤を通常の除染方法で有効に除染することはできない。その実験のテーマは戦車に予めコーティングして有効性を検証するものだった。TGDはその他にDMSOのような極性非プロトン溶媒を添加して皮膚への浸透性を上げるという狙いもある。これも開発動向の一つであろう。なお、北朝鮮はこのTGDを一定量保有していると見られている。

3. バイナリーの新たな役割

もともと米国がこのバイナリー兵器を開発したのは、老朽化したサリン砲弾の漏えいが環境問題等も考慮して無視できなくなったためである。前駆物質の形で持っておけば保管の容易性は格段に向上する。ところが、最近では暗殺の手段としてこのバイナリーの技術が使われたのではないかとの見方がある。クアラルンプール空港での金正男のVX暗殺事件である。また、バイナリーの形で持てば検証や査察を免れやすいという側面もある。シリアがOPCWに申告を行い全量廃棄し査察を受けたにもかかわらず、国内でサリンが使われ続けているのである。シリアの神経剤はサリンもVXも前駆物質（VXはその塩酸塩）であったことが知られている。

引用文献
1) https://www.opcw.org/our-work/what-chemical-weapon
2) https://chemm.nlm.nih.gov/nerveagents/FGA.htm
3) https://www.cdc.gov/niosh/ershdb/emergencyresponsecard_29750003.html

（濱田昌彦）

オウム真理教のサリンを使ったテロ計画とはどのようなものだったのでしょうか？

①オウム真理教は、国家、警察、マスコミ等を教団の活動を妨害する敵とみなし、サリン等による攻撃を準備していました。また、国会議事堂上空からヘリを使ってサリンを散布する国家転覆を計画していました。

②山梨県内の教団施設で製造されたサリンが長野県松本市及び東京・地下鉄車内で撒かれ、計 21 名が亡くなりました。

③松本サリン事件の経験を持つ信州大医師らが、地下鉄サリン事件で対応する医師らに治療に有益な情報を伝えました。

ポイント　松本サリン事件及び地下鉄サリン事件はあまりも有名だが、教団はサリンを個人の殺害目的でも利用したほか、VX、タブン、マスタード、ホスゲン等の化学剤も製造しており、VX は教団に敵対する人物の殺害（1994 年12 月）に利用された。教団内には高学歴の信者もおり、大学図書館等で文献を調べながら化学剤の製造を行っていた。

1.　オウム真理教による国家転覆計画

　麻原彰晃（松本智津夫）は、1984 年に東京都内にヨガ教室を開設後、活動資金を得る目的でパソコンの製造・販売や飲食店経営に乗り出す一方、信者に全財産を強制的に寄付させたりした。教団に不満を持つ信者や脱走信者を支援していた**坂本堤弁護士**一家を殺害するなど、オウム真理教が凶暴化するなか、1990 年の衆議院総選挙に立候補した 25 名の信者全てが落選した。これを契機に、武力による国家転覆を企図した生物兵器及び化学兵器の開発に拍車がかかった。

2.　松本サリン事件

　1993 年、オウム真理教は山梨県**上九一色村**にある教団施設内で最初のサリン製造に成功した。1994 年 6 月 27 日深夜、教団が独自に開発した**サリン噴霧車**を使い、係争中の事件を担当する裁判官が住む長野県松本市内の官舎を狙って比較的純度の高いサリン（70%）「**ブルー・サリン（Blue Sarin）**」を気化させて放出した結果、近隣住民 8 名が死亡、約 600 名が負傷した。当時はサリンを知る者も限られ、警察の捜査も難航した。事件の第一通報者を容疑者扱いする問題が発生する一方で、医療関係者は事件後迅速に住民に健康診断を奨励し、面接調査などを通じて早い段階で住民が抱く

懸念に対処した。**長野県衛生公害研究所**（現・**長野県環境保全研究所**）の調査結果を踏まえ、長野県警等が事件から約 1 週間後に原因物質がサリンであることを発表した。

3. 読売新聞によるすっぱ抜き

松本サリン事件後、上九一色村周辺で異臭事件が相次いだため、警察は「**第 7 サティアン**」と呼ばれるサリン大量生産を目的とした施設（70 トンの製造を計画していた）付近の土壌の分析を進めていた。1995 年 1 月 1 日付の読売新聞が、「警察はサリンの分解物である**有機リン系化合物**を検出しており、教団と松本サリン事件との関連性が示唆される」との内容を報じた。これで教団は警察の強制捜査を恐れ、サリン製造の関連施設を隠蔽し、製造済みのサリン等を処分し証拠隠滅を図った。

4. 地下鉄サリン事件

警察の強制捜査を恐れていた麻原は、それを妨害する目的で、残っていた前駆物質を使って急遽サリンを製造し、地下鉄霞ケ関駅を通る複数の路線を標的としたテロを決行した。製造に利用した有機塩基混入のため、このサリンは茶色の液体で「**ブラウン・サリン（Brown Sarin）**」と呼ばれ純度は 35% だった。1995 年 3 月 20 日朝、オウム信者 5 人が新聞紙で包んだサリン入りのビニール袋 11 個を地下鉄車内に置き、傘の先端で突き破りサリンを放出させた。13 人が死亡、負傷者は 6,000 人以上にのぼった。

被害者が多数運び込まれた首都圏の医療機関に対し、松本サリン事件対処の経験を持つ信州大学の医師や、化学兵器防護の知見を持つ自衛隊医官が派遣され、神経剤の治療に役立つ情報を伝えた。

引用文献

1) Anthony T. Tu『サリン事件—科学者の目でテロの真相に迫る』東京化学同人、2014 年。
2) アンソニー・トゥー『サリン事件死刑囚中川智正との対話』角川書店、2018 年。
3) Center for a New American Security『オウム真理教　洞察— テロリスト達はいかにして生物・化学兵器を開発したか』2012 年 12 月。
4) 松本市地域包括医療協議会『松本市有毒ガス中毒調査報告書』（1995 年 3 月）

（須江秀司・四ノ宮成祥）

化学剤の検知方法について教えて下さい。

①現場において化学剤が散布される状況にはいろいろあります。それに従って検知方法も変わってきます。また、実際の検知においては、まず「何かがおかしい」と化学テロ等のスイッチを入れる段階から大まかな化学剤の種類を概定する段階、さらに精密な検知器材やラボにおいて化学剤を同定する段階へと進んでいきます。

②現場で使える検知器材としては、個人の携行型のものからやや大型で車両等により現場に運ぶものがあります。前者には検知紙や検知管のようなものも含まれてくるでしょう。

③事前に地下鉄駅等に設置して現場の空気を吸入して警報を発するシステムもあります。また、数キロ先の化学剤雲を検知できるスタンドオフセンサーも大規模イベントなどで使われています。

ポイント　化学テロの場合には、まず使われたのが神経剤かどうかを判定することが大事である。他の化学剤に比べて対応をより迅速にする必要があるからである。それだけ作用が速い。また、**拮抗薬**が存在することも理由である。検知器を使うにあたっては、**誤報**の可能性があることに常に留意が必要である。できれば、原理の違う二種類の検知器を同時に使ったり、患者の症状や周囲の状況、臭いや検知紙の呈色を勘案することが望ましい。なお、誤報には False Positive と False Negative が存在するが、後者がより深刻である。

1. 現場での検知の実際

　化学テロや戦場での化学攻撃においても、化学剤の種類や散布要領によって検知の容易性や要領に変化が出てくる。神経剤の中でもサリンは揮発度が高く、**イオンモビリティ**の検知器が素早く反応して警報を発する。一方で、VX のように蒸発がほとんどない神経剤もありアダプターで加熱してガスを検知する場合もある。検知紙の呈色も、サリンの場合にはすぐに検知紙に浸透して黄色の粒子を溶かして（**M8 検知紙**は化学反応ではなく、紙の含浸粒子の溶解で発色する）黄金色になる。一方で、VXは検知紙の上に丸まって、まるでハチミツのようにそのまま数分間も留まっていることがある。マスタードに至っては、冬場は 14℃以下では固体になっている。携帯型の検知器にも色々な検知原理のものがある。それぞれの特性をよく理解してから使う必要がある。最も広く使われているイオンモビリティの検知器（LCD3.3 やケミプロ

100 など）は、その原理から信頼性が高いが、時には接着剤や香料にも反応することがある。**フレームフォトメトリー**の検知器はイオウやリンに反応するために、ニンニクペーストにも反応することがある。リオデジャネイロオリンピックでは、会場周辺のどのエリアではどんな誤報がありうるというリストが予め準備されていたという。

2. 臭いによる検知

　化学剤の種類によっては、特有の臭いを持つものがありこれによる検知も可能になる。人間の臭覚は鋭敏だが個人差があり、**青酸ガス**などでは臭いを感じない人も存在する。神経剤は基本的に無臭である。ただ、**地下鉄サリン事件**の際には、被害者の多くが異臭を感じたという。これは、使われたサリンが精製されないままであったために、ジエチルアニリンなどの溶媒をそのまま含んでいたためと思われる。**マスタード**はニンニク臭がすると言われているが、純粋なものにはほとんど臭いは感じられない。一方で、シリアの **ISIL（Islamic State in Iraq and the Levant：通称イスラム国）**のマスタードは製法が荒く卵の腐ったような硫化水素臭があるという。

3. 検知感度と検知器材の動向

　広く使われているイオンモビリティの検知器の検知感度は**半数致死濃度**や人体に影響が出始める濃度よりも十分に低いので問題はないものと思われる。最近の検知器材の進歩は目覚ましく、かつては大きな実験室を占領していたような大きさの**GC-MS（ガスクロマトグラフ質量分析計）**が可搬型にまで小型化されている。**FT-IR（フーリエ変換型赤外分光光度計）**も同様である。ペットボトルや封筒の中の液体、粉体を開封することなく検知識別できる**ラマンスペクトル**の検知器も広く使われている。１ m 程度離隔した位置から検知できるものや爆発物に対応できるものも登場してきた。

引用文献
1)　https://www.ncbi.nlm.nih.gov/books/NBK230668/
2)　https://www.dhs.gov/publication/chemical-agent-detection-equipment
3)　https://www.dhs.gov/sites/default/files/publications/Chem-Agent-Detect-SUM_0705-508.pdf

（濵田昌彦）

化学剤の除染技術について教えて下さい。

①除染は、化学剤を物理的に除去し、あるいは化学反応により中和するプロセスで、もはや危険が存在しないようにすることを目指しています。これにより、二次汚染や様々の活動の低下を防止し安全を確保します。

②除染は多くの場合、労力や資源、時間を要し、大量の水を消費し、時に腐食性の薬剤を使い、環境への悪影響も考えられます。従って、最近の除染剤や除染システムはこれらの問題点を考慮し、かつ広範な除染対象、材質や表面から様々の化学剤を全て取り除けるように開発が続けられています。

③化学テロなどの事態において除染の対象となると考えられるのは「皮膚と個人の持ち物」「車両やビルなどの外側」「精密機器」「車両やビルの内部」「駅や港湾、空港等」などです。このような除染対象は同じように見えて、その脆弱性には大きな違いがあります。これらをすべて同時に除染できるような万能の除染技術はありません。より先進的で対象に適合した技術やシステムが求められています。

ポイント　化学テロ等で大切なのは患者の人体（皮膚）の除染である。中でも、皮膚が化学剤にばく露されてから除染までの時間が極めて重要である。理想的には、最初の2分以内で完了することが望ましい。これは、化学剤が皮膚に浸透するまでの時間である。これまでの除染方法では皮膚に浸透した後の化学剤には効果がないためである。しかし、15分経過した後でも一定の効果はある。マスタードや神経剤は皮膚に付着・浸透しても特に痛みなどがあるわけではない。どこが汚染されたのか気が付かないかもしれない。結果的に、相当の症状が出てから汚染されたことに気付く。除染におけるスピードは極めて重要であり、汚染されたことがわかるような技術も望まれるところである。実際、速やかに汚染を除くことはどんなタイプの除染技術・手段を選ぶかよりも重要である。

1. 新たな皮膚除染の技術

　これまで、皮膚除染に関しては活性白土などのパウダーで皮膚から物理的に化学剤を取り除くものが主体であった。ただ、これは化学剤そのものを無毒化するものではなかった。これに対して、Reactive Skin Decontaminant Lotion（RSDL：反応性除染ローション）はカナダで開発され、VX、G剤など多くの化学剤に有効で

あるとされており、世界の多くの軍関係組織、ファーストレスポンダーによって使われている。英国ソールズベリのノビチョクのケースでも患者に使われて有効であったという。なお、新たなマスデカンのガイドラインであるＰＲＩＳＭにおいても、出来るだけ早く皮膚からの汚染を除くという観点が強調されている。このため、脱衣、拭き取り、ラダーパイプシステムにより汚染はそれぞれ10分の1ずつ減少して行き、皮膚の汚染も99.9％まで減少しているとされている。

2. 除染の化学反応とメカニズム

化学剤を無毒化する化学反応は**置換反応**と**酸化**の二つに大別できる。

例えば、サリンやソマンの水和反応は、アルカリの条件下で、置換反応により速やかにそれぞれのＯ‐アルキルメチルホスホン酸を生成する。地下鉄サリン事件の際に、除染剤として水酸化ナトリウム水溶液が使われたのはこのためである。これとは対照的にＶＸの水和はより複雑である。チオアルキル基の置換に加えて、Ｏ‐エチル基が置換されて有毒な副生成物を生み出す。除染後にも有毒なものが残る可能性があることに注意が必要である。

3. 新たな除染技術：酵素による除染

酵素による除染技術は無毒で腐食性もなく、環境に優しく重量も軽いことから次世代の除染システムとして注目されている。この酵素は生物的な触媒として作用し、ある種の化学剤の除染反応を著しく促進する。酵素除染は、兵站の負荷を軽減できる可能性においても注目されている。乾燥状態で輸送、保管でき、ＶＸやマスタード、Ｇ剤にも使えるからである。さらに多くの化学剤に使えるようにすることが課題である。

引用文献

1) https://www.ncbi.nlm.nih.gov/books/NBK225134/
2) https://www.nist.gov/system/files/documents/oles/103-06_911304.pdf
3) https://www.sciencedirect.com/science/article/pii/S0196064418305730

（濵田昌彦）

Q10 化学剤ばく露の患者の診断や対処法について online モジュールがあると聞きましたが、どのようなものですか？

Answer

①この一例として、米国の政府機関 NIH が開発した WISER というアプリがあります。これは、Wireless Information System for Emergency Responders の略称です。

②消防や警察、医療関係者などが現場において患者の症状や不審物の性状などから原因物質を推定することができます。逆に原因物質から対処要領や治療法、必要な個人防護衣（personal protective equipment: PPE）などを調べることもできます。

③スマホの iPhone でも Android でも使えます。無料のアプリなので誰でも簡スマホ単にダウンロードできます。ただ、全て英語なので苦手な方は少し苦労するかも知れません。恐らくキーワードを覚えれば使いこなせるでしょう。普通の PC でも動かすことができます。さらにオンライン上で動かすことができる Web WISER も存在します。（webwiser.nlm.nih.gov）

ポイント

化学テロなどで原因物質がすぐにはわからない場合に、この WISER を使って患者の症状を入力していくことにより、原因物質を絞り込んでいく要領について試してみる。アプリの最初の画面で「Help Identify」を選んで、次に「Help Identify Chemicals」から「Symptoms」に行くと、透明になった感じの人体のイラストが現れる。この人体の部位をチェックしながら、それぞれの特有の症状を入れて行く。例えば、頭痛、目の痛み、鼻水、発汗、流涎、嘔吐、下痢、失禁、呼吸困難、せき込みなどを、患者の状況を見ながらどんどん入れて行く。症状を入れて行くにつれて、可能性のある化学物質はどんどん数が減っていく。縮瞳などを入れた時点で、その数はさらに絞られ、そこには、サリンやソマン、VX といった神経剤が含まれている。

1. 使い方をマスターする

説明ビデオが用意されているので、それを見れば使い方は概略理解できる。わずかに 4 分 23 秒のビデオである。例えば、ケミカルタンクローリーの事故や石油化学コンビナートの事故などにおいて、消防等は速やかに現場の状況を把握して必要な判断を下さなければならない。この際に、原因物質を推定したり、気象データ、特に風向・風速を把握したり、風下危険距離や安全距

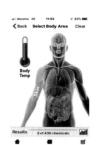

といったものを決めたりといった多くのことを一気に実行することになる。その際に役に立つのがこの WISER である。

2. 原因物質がわかっている時には

使われたのがサリンと判明している時には、基本的な性状効果、必要な PPE、安全距離などとともに、治療の方法についても吸入の場合を主体に述べられている。その他にも目のばく露や経皮吸収の場合も詳しく説明がある。吸入の場合、マイルドな症状と激しい症状に区分して何をすべきかが詳述されている。その中には、気道確保からアトロピン、オキシムなどの拮抗薬の使用、その用量やタイミングなどが細かく示されている。また、除染における一般的注意事項や病院前除染までが網羅されている。

3. その他の機能

この WISER の中には、化学物質だけでなく、放射性物質やバイオの事態にも役立つように Radiation Emergency Medical Management (REMM) やその他のツールも含まれている。放射性物質が関連する場合には、REMM をベースとした放射能ツールを活用することになる。これを開けてみると、ばく露から嘔吐する時間までを基にして受けた線量を推定する機能や単位の換算、緊急連絡先、初動対応やそのマニュアルなどが並んでいる。さらに、CDC が作成した医療者のためのダーティーボムなど放射能テロにおけるポケットガイドまで準備されている。もともと、CDC が医師、看護師、その他の医療従事者が病院で訓練する際の指針として考えたものなので、訓練にも役立つものだろう。

引用文献
1) https://wiser.nlm.nih.gov/
2) https://www.youtube.com/watch?time_continue=55&v=dkmYTZxTUHM
3) https://webwiser.nlm.nih.gov/getHomeData.do;jsessionid=280069F12AA5BED7
    F3DF5FFA0A5E7074

（濵田昌彦）

Q11　化学剤に汚染された患者の病院入り口での除染法について教えて下さい。

①地下鉄サリン事件を思い出すまでもなく、汚染された患者は勝手に病院に押しかけてくるのが実態です。現場での除染活動が続いている段階で、除染を受けないままで病院に来る被災者も存在します。イスラエルなど、どうせ被災者は病院に殺到するので、現場での厄介な除染は実施しないという方針の国もあります。

②この状況を放置すれば、医療関係者や病院内が汚染され、医師や看護師にまで二次被害が及ぶ恐れが出てきます。実際に地下鉄サリン事件でもシリアにおけるサリン事案でも医師等に被害が出ています。

③基本的な除染要領は、病院前においても現場での除染プロセスと変わりありません。しかし、我が国においては災害拠点病院やその他の大病院においても除染準備は貧弱であり、有識者からは現実的、効果的な対応へのパラダイムシフトが提言されています。

ポイント　化学テロ事態は、通常の災害や事件と同様に突発的に起こる。従って、日常業務の延長としてとらえる必要がある。また、あらかじめ消防等から連絡が入り、患者は完全に除染されてから病院に来るといった「神話」に近いイメージは改める必要がある。明らかに病院の対応能力を超える数百人以上の患者が殺到するような場合も考慮しておく必要がある。この際には、**自己除染**（脱衣、拭き取り、局部水洗など）や周辺公共施設の更衣室、シャワー等の活用まで考慮する。

1.　基本的な活動要領

　現場除染と同様に、**一次トリアージ**で歩ける患者、歩けない患者、支援を必要とする患者等に区分し、それぞれに除染ラインを立ち上げる。男女を別ける等、プライバシーに配慮する。ゾーニングを徹底して、病院内に汚染を持ち込まないことに留意する。汚染と非汚染の境界線を明確にしておく。病院入り口においては、すでに現場で除染を受けた患者との混同を避ける。医療スタッフも汚染チーム、非汚染チーム、被災者受け渡しチーム等に区分して活動する。器具やストレッチャーは、汚染地域からクリーンなエリアへの移動を避ける。警備要員は、患者家族や一般患者が汚染エリアに侵入することを防ぐとともに、テロリストが患者に混入している可能性を考慮する。できれば、除染対象者だけでなく、受け入れた被災者全員を登録しておく。

2. 見えてきた問題点

　これらの病院前除染の訓練を重ねるうちに、共通的な問題が見えてきた。水除染の設備がある病院は稀であり、防護服の保有も貧弱である。被災者を受け入れるゲート前には大行列ができて患者を長時間待たせることになってしまう。除染前トリアージの判断は医療者には困難で、その患者が汚染されているのか、症状が出ているのか見分けるのは容易ではない。そのトリアージの情報を除染エリアのスタッフに伝えるのも困難である。シャワーの前にも大行列ができる。防護服、マスクの数は大きく不足しており、それもあって交代要員は期待できない。重症患者は最優先されるべきことは共通認識としてあるが救命は困難であった。

3. パラダイムシフト

　これらの現状を踏まえれば、我が国における病院前除染に関しては、理想を追うのではなく現実に即したやり方を考えておくことも必要になる。医療者への二次汚染回避は重要であるが、患者の人命とのバランスをとるとともに、中毒救急事案から化学テロ等対応へ連続して円滑に移行できる体制が望まれる。事態を把握後に、本格的な除染テントシステムを迅速に立ち上げることは、医療関係者には無理がある。それよりも、既存の設備を活用して脱衣やシャワーを行う方が現実的であろう。都内某所の大病院には自転車置き場がそのまま除染設備に使えるところもある。除染前トリアージにおいて、水除染が本当に必要な患者を絞り込むことも重要である。英国のノビチョク事案でも、クアラルンプール空港のVX暗殺事案でも、医療関係者は当初、神経剤の汚染に関してはまったく考慮することなく治療にあたっていた。現実はこうなってしまうことが多いだろう。

引用文献

1)　https://pubchem.ncbi.nlm.nih.gov/compound/Soman#section=2D-Structure
2)　http://www.gunma.med.or.jp/PDF/hakozaki20170705.pdf
3)　http://www.iems-japan.com/wp-content/uploads/2016/03/terr.pdf.

（濵田昌彦）

Q12 神経剤にはどのようなものがありますか？

①大きく分けて、第2次大戦前後にナチスドイツで開発されたG剤と、第2次大戦後にイギリス、アメリカで開発され、その後はソ連でも開発されたV剤があります。GやVは米軍が化学剤に付けたコード名です。

②G剤のGはGerman（ドイツの）に由来しています。タブン（GA）、サリン（GB）、ソマン（GD）、エチルサリン（GE）、シクロサリン（GF）などがあります。

③V剤のVはVenom（毒）に由来しています。VX、VE、アミトン（VG）、VM、ソ連で開発されたVR-33、VR-55などがあります。

ポイント　神経末端のシナプスからアセチルコリンが放出されることで、筋肉へ刺激が伝わるが、通常は速やかにアセチルコリンエステラーゼで分解され、筋収縮がコントロールされる。神経剤はアセチルコリンエステラーゼと結合してその働きを阻害するため、アセチルコリンはいつまでも分解されず、筋は刺激され続ける（痙攣）。最終的には力が尽きて動かなくなる。呼吸筋が動かなくなると呼吸が停止し死に至る（図1）。G剤もV剤も同じ作用機序で働くが、G剤は揮発性が高く、V剤は持続性があるといった特徴がある。

1.　ナチスドイツが開発し、テロにも使われたG剤

　G剤は、第二次大戦前夜の**ナチス政権**下のドイツで農薬に使う殺虫剤を研究中にシュラーダー博士が開発した。まずタブンが作られ、続いてサリン、ソマンが合成された。米軍での**コード名**はGermanのGを冠に開発順にGA、GB、GDとされた。GCは既に医薬品の略語だったため使われなかった。ナチスドイツは敗戦に至るまでG剤を戦場で使用しなかったが、ノルマンディ上陸作戦ではドイツ軍が空中散布することを連合軍は警戒していた。**イラン・イラク戦争**ではタブン（GA）が実際に使われた。また、オウム真理教が東京の地下鉄同時多発テロ（**地下鉄サリン事件**）でサリン（GB）を用いたことはあまりにも有名である。純度の高いサリンが使われていたらその被害は何倍にもなった。サリンはシリア内戦でも使用され、ダマスカス近郊のグータ地区にロケット砲で撃ち込まれている。G剤はいずれも似た作用で、構造は単純で有機リン系の農薬と似ている。地下鉄サリン事件の報道でも分かるように、G剤は常温では液体だが揮発性が高く、肺から吸入する可能性が高い。散布後は速やかに蒸発するため現場での残留性は低い。

2. イギリス、米国、そしてソ連で戦後開発されたV剤

　最も代表的なV剤であるVXは、第二次大戦後の1949年にイギリスでゴーシュ博士らが初めて合成し米国で開発された。G剤と違って揮発しにくいため散布後の残留性が高く1週間は残るとされる。ヒトで半数が死に至る **LD$_{50}$** はわずか5 mgと神経剤の中でも致死性が非常に高い。エアロゾルでの散布も可能だが、液体でも皮膚から吸収される。オウム真理教がVXを用いて殺害事件を起こしているが、最近では2017年の**金正男暗殺事件**でもVXが使われ記憶に新しい。皮膚からの吸収には数時間がかかるが、肺からの吸入では吸収は早い。

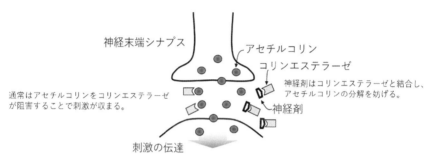

図1　神経剤が神経刺激を遮断するメカニズム

（木下　学）

Q13　サリンにばく露された時の症状を教えてください。

Answer

①まず、目の前が暗くなり、かすんできます。これは縮瞳によるものです。最初の自覚症状として非常に重要です。
②次に、涙や鼻水、痰が出てきます。これはサリンガスが目や鼻、口、気道にばく露され接触し、外分泌腺が強い刺激を受けて分泌液が出てくるためです。
③やがて呼吸困難となり口から泡を出して呼吸が止まります。呼吸筋が痙攣して動かなくなるためです。

ポイント

目の前が暗くなる。地下鉄サリン事件の被害者やVXで暗殺された金正男氏が同じ言葉を口にしている。アセチルコリンが分解されずに筋が持続的に収縮するために縮瞳が起こるためだ。さらに外分泌腺が刺激され続けるため、分泌液が大量に出てくる。涙や鼻水が出て、気道からは痰がでてくる。口からは唾液が出てきて泡を吹いているようになる。呼吸筋が痙攣するため、呼吸困難から呼吸停止を来す。アセチルコリンが働く部位は、ムスカリン刺激で作動する平滑筋や外分泌腺のような部位と、ニコチン刺激で作動する骨格筋のような部位に大きく分かれているが、神経剤はこの両方を強く持続刺激する。

1.　縮瞳は神経剤の特徴的症状だが注意が必要

サリンは揮発性の高いG剤で、おそらくはガスとして、目や鼻、口、気道、肺に接触し吸収されるであろう。目の表面から吸収されたサリンは瞳孔括約筋を持続刺激するため（ニコチン刺激）、ばく露から数秒の内に縮瞳が起こり、目の前が暗くなる（図1）[1]。それと同時に涙腺が刺激されるために涙が出てくる（ムスカリン刺激）。しかし、神経剤でもVXのようなV剤では揮発性

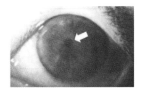

図1　サリンばく露による縮瞳
（文献1より）

が低く液体としてばく露接触することが多いと考えられる。この場合、皮膚から吸収されるため、縮瞳が必ずしも初発症状とはならない。実際に1995年のオウム真理教によるVX襲撃事件では被害者は縮瞳よりも先に痙攣と意識障害を発症し救急搬送されている[2]。

2.　涙や鼻水、唾液、痰など大量の分泌物（ムスカリン刺激）

サリンがガスとしてばく露された場合、口や鼻から吸入し肺に達する。この経路

には唾液腺はじめいろいろな分泌物を産生する外分泌腺が多くある。**アセチルコリン**が分解されないために、これらは強い刺激を持続的に受けて大量の唾液や鼻汁、痰が分泌される。

3. 呼吸筋をはじめ全身の筋肉の痙攣と収縮停止（ニコチン刺激）

神経接合部のシナプスでアセチルコリンが分解されないことによる神経からの持続的な強い刺激は、全身の骨格筋や平滑筋でも起こってくる。大量のサリンのばく露では、呼吸筋の傷害による呼吸停止、全身の筋肉の痙攣とその後の脱力など、これに縮瞳や大量の分泌物も考え合わせると、神経剤を少しでも疑えば容易に診断がつくと思われる。

4. 迷走神経の興奮（ムスカリン刺激）

迷走神経もサリンにより持続的に強く刺激される。迷走神経の興奮で消化管の運動亢進と消化液の増加による悪心嘔吐が認められるが、これらはむしろ、VX のように神経剤が皮膚から吸収された時に初発症状として現れることが多い。心臓では副交感神経である迷走神経の興奮と交感神経の興奮、呼吸困難、恐怖などが入り混じるため、血圧や心拍数、不整脈などの症状は一定でないと言われている。

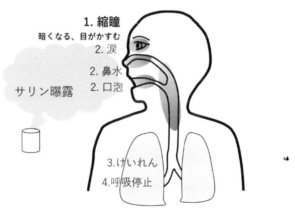

1. 縮瞳
暗くなる、目がかすむ
2. 涙
2. 鼻水
2. 口泡
サリン曝露
3. けいれん
4. 呼吸停止

図2　サリンばく露時の初発症状

引用文献
1)　自衛隊災害医療研究会　特殊災害対処ハンドブック（平成 15 年 1 月）
2)　Nozaki H, Aikawa N et al. Lancet 346, 698-9 1995.

（木下　学）

Q14 サリンにばく露された可能性があるとき、まず何をしなければいけませんか？

Answer

①初動対応時に「少しでもサリンを疑う」、これが最も重要なポイントです。サリンは自然界に存在しませんし、サリンによるテロは明らかに敵意をもった集団が用意周到に準備して行うと考えられます。すなわち最も予想できないタイミングで最も想像できない方法でテロは行われます。そんな状況下でも「サリンを少しでも念頭に置いておく」というのは意外と難しいものですが、少しでもサリンを疑えば、初発症状の縮瞳、涙、鼻汁にすぐに気づけると思います。

②そして、診断より先に、マスクもしくは挿管して気道確保を行い、その間に解毒剤であるPAM（ヨウ化プラリドキシム）を筋注します。

ポイント

サリンガスにばく露した時は、縮瞳による暗視感と涙、鼻水、口泡が大量に出てくる。サリンが少しでも念頭にあれば、これを疑うことは容易だ。診断より先にまずやることは、分泌物を吸入してマスクで肺を換気して挿管を行う。大量の分泌物がある時の挿管は非常に難しく、しかも衣服や呼気を含め周囲に残留しているサリンによる二次ばく露にも注意しなければいけない。気管挿管に熟練していない者はマスクでの換気を心掛け、この間に解毒剤であるPAMと硫酸アトロピンをできるだけ早く筋注する。硫酸アトロピンは気道分泌物を減らすことで、挿管と換気の助けになる。

米国ではMARK1（軍仕様）やDuoDote（民間仕様）といったPAM（600 mg）と硫酸アトロピン（2 mg）の自動注射器セットがあり、これを直ちに使用する。米軍の訓練では、重症者には大腿部など負傷していない筋肉部位への3回までの注射が可能とされ、痙攣に対するジアゼパム（セルシン）の自動注射器による投与も指導されている。

1. 二次ばく露に注意しながら気道確保し、解毒剤を投与する

　サリンやタブン、ソマンはガスでのばく露が考えられ、縮瞳と涙や鼻汁などの大量の分泌物が認められる。二次ばく露に注意しながら、分泌物を吸引し、マスク換気、できれば挿管による気道確保が望ましい。しかし、現場での挿管熟練者は数に限りがあり、二次ばく露による徒な戦力の消耗には注意すべきである。この間に解毒剤のPAMを用意し速やかに投与する。神経剤には、ばく露後しばらくするとPAMが効かなくなるエージングという現象があり、サリンは5時間だが、ソマンはわずか2分

で効かなくなる（VX、タブンは 46 時間）。一刻も早い PAM の投与が肝要である。

2. 解毒剤である PAM と硫酸アトロピンの投与

　サリンをはじめとするすべての神経剤は神経刺激を制御する**アセチルコリンエステラーゼ**と結合することで、あらゆる筋肉が痙攣し制御できなくなり死に至る。PAM は神経剤とアセチルコリンエステラーゼの結合を外すことができる特効薬である。とくに骨格筋の痙攣といった**ニコチン刺激**を阻害する。気道確保と共に PAM で出来るだけ早くアセチルコリンエステラーゼの作用を復活させることが重要だ。一方、**ムスカリン刺激**による気道分泌物亢進の抑制には PAM はあまり効果がないとされ、

硫酸アトロピンを用いる。硫酸アトロピンの投与で気道分泌物が抑制され、換気と挿管がしやすくなる。縮瞳はニコチン刺激であり、硫酸アトロピンでは改善しない。米軍では **MARK1 キット**（図 1）を鼻水程度の軽症なら 1 回、呼吸苦があるなら 2 回、意識消失なら 3 回の使用を推奨している。

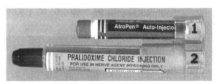

図 1　MARK1 キット
（1 は硝酸アトロピン 2mg、2 は PAM600mg）

3. 痙攣に対するジアゼパム（セルシン）投与

　神経剤による全身の筋肉の痙攣にはジアゼパム（セルシン）が有用とされる。米軍でも、MARK1 の自動注射セットと共にジアゼパムの自動注射を推奨している（図2）。

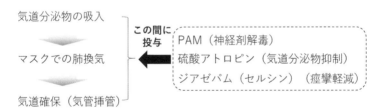

図2　サリンばく露時にまず何をするか？

　　　　　　　　　　　　　　　　　　　　　　　　　　　　　　　　（木下　学）

Q15 サリン中毒の患者さんの治療法を教えてください。

①現場での処置が終わり、ER（救命室）に運ばれて来た患者さんには、気道確保をした後、人工呼吸器で呼吸管理をします。また、血管確保をした後、引き続き PAM、硫酸アトロピン、ジアゼパム（セルシン）を静注します。

② PAM は 1g を 20 分程度かけて静注し、痙攣の消失や自発呼吸の再開があるか見ます。改善がなければ 60 分後に再度 1g を投与し、以降はこれを繰り返します。小児では PAM は 50 mg /kgで投与します 1)。

③硫酸アトロピンは 2 mgを静注し、気道分泌液やの量や換気状態に改善がなければ 3 ～ 5 分後に 2 mgを再投与し、これを繰り返します。小児では 0.02 mg /kgで投与します。

④痙攣が続く場合は、ジアゼパム（セルシン）10 mgをゆっくりと静注します。それでも痙攣が続く場合は、2 時間後に再度 10 mgを投与します。小児では 0.2 mgで投与します。

ポイント　人工呼吸器で呼吸管理をしながら、PAM、硫酸アトロピン、ジアゼパムを反復投与しながら、コリンエステラーゼの復元を待つ。通常、血中のコリンエステラーゼ値は低下するが、必ずしも低値となるとは限らず、また重症度とも相関しないので注意が必要。松本サリン事件の被害者の多くは縮瞳や分泌液過多の症状が出ていたが、血中コリンエステラーゼ値は正常であった。PAM は自発呼吸が再開したら中止する。硫酸アトロピンは気道分泌液が減り呼吸が楽になれば中止できるが、サリンによる縮瞳は硫酸アトロピンでは改善せず、効果の指標にはならない。ジアゼパムは痙攣がなくなれば中止できるが、痙攣予防のため 5mgに漸減して様子をみながら中止することを勧める。

1．基本は呼吸管理：血中コリンエステラーゼ値は参考程度に

　サリン中毒の患者さんの治療の基本は呼吸管理である。血中コリンエステラーゼの低値は診断に重要だが、時に正常値を呈することがあり注意を要する。コリンエステラーゼの機能が回復して呼吸筋が正常に働き、自発呼吸が再開されるまでは、呼吸管理をしっかりと行う。

2．PAM と硫酸アトロピン、ジアゼパムの投与

　PAM は軽症では 500 mg、重症では 1,500 mgをまず静注し、重症では 250 ～ 500 mg

/h の点滴を行う。硫酸アトロピンに比べ効果出現は遅いが、コリンエステラーゼと神経剤の結合を外す根本的な治療となるので（図1）、自発呼吸が再開するまで続ける。硫酸アトロピンは、サリンにより分解されずに大量に放出されたままのアセチルコリンがムスカリン様受容体に結合するのを阻害する（図1）。これにより外分泌腺からの分泌物産生を抑制する。PAMと比べ即効性で、硫酸アトロピンを使うことで呼吸管理がしやすくなる。ジアゼパムは筋の痙攣に対して使うが、痙攣予防を考え慎重に漸減していく。ムスカリン様刺激として腸管蠕動亢進と消化液増加による下痢、ニコチン様刺激として心臓の不整脈（房室ブロック）なども起こる可能性がある。

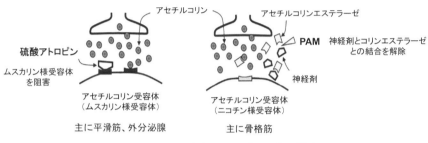

図1　PAMと硝酸アトロピンの作用機序

3. サリン中毒への予防処置

　重症筋無力症の治療薬であるピリドスチグミン（メスチノン）は、神経剤や有機リン剤のようにアセチルコリンエステラーゼと結合するが、結合時間の半減期が15〜30分と短く、短時間で活性は回復する。その間は神経剤がアセチルコリンエステラーゼに結合できない。米軍ではソマンに対する予防処置として、これを湾岸戦争などで用いていたらしい。

引用文献
1)　日本集団災害医学会 MCLS-CBRNE テキスト ぱーそん書房 東京 2017

（木下　学）

サリン中毒の患者さんの後遺症にはどのようなものがあるのでしょうか？

Answer

①脳内には膨大な数の神経細胞が存在し、シナプスを介したネットワークを形成しています。また、大脳皮質や海馬などではアセチルコリンによる神経の刺激伝達が行われています。サリンは血液脳関門（BBB）を通過するため、当然ながら脳内ではアセチルコリンエステラーゼが効かなくなり大量のアセチルコリンが神経細胞を刺激し続けると考えられます。一方、解毒剤であるPAMはBBBを通過しにくく、PAMの解毒効果が脳内では発揮されないと懸念されます。
②臨床的にサリンによる中枢神経系の障害では、睡眠障害や適応障害、記憶障害などが発症するとされています。
③松本サリン事件や地下鉄サリン事件の患者さんでは、全身倦怠感、易疲労感、頭痛の他に、下痢や手足のしびれなどの訴えがありました。
④さらに、サリン事件の被害者は強い心的外傷（ストレス）を負い、その後も地下鉄に乗れないなどの心的外傷後ストレス障害（PTSD）を発症する方も多く、無視できない後遺症の一つと考えられます。

ポイント

神経剤は血液脳関門（BBB）を通過することから、膨大な量のアセチルコリンが脳内に溢れ、中枢神経を刺激し続けることは容易に想像できる。解毒剤のPAMはBBBを通過しにくく、脳内のアセチルコリンエステラーゼの復活には無効とされる。一方、硫酸アトロピンはBBBを通過出来るので、サリンによる傷害では脳内のムスカリン様受容体にはある程度は効果があるのかもしれない。大脳皮質ではムスカリン受様容体が大半を占めている。重度の後遺症としては、失明や全身麻痺がある。軽度な後遺症では全身倦怠感、易疲労感、睡眠障害、頭痛、適応障害、記憶障害などいろいろな中枢神経系の後遺症が認められる。PTSDも無視できない後遺症の1つである。末梢神経系でも下痢や手足のしびれなどの訴えがある。

1. 脳内におけるサリンの中枢神経障害、PAMはBBBを通過しない

　ヒトでの神経剤の致死性は、呼吸筋の痙攣と呼吸停止によるところが大きいため、これを如何に回復させるかに関心が集まる。しかし、コリンエステラーゼの失活によるアセチルコリンの過剰刺激は、脳内でも起こっており、重篤な高次機能障害が懸念される。アセチルコリンは大脳皮質・海馬においては記憶・情動などの高次機能と関

連し、基底核・小脳では運動機能と関連している。しかし、コリンエステラーゼの復活を促す特効薬の PAM は BBB を通過しにくく、脳内へ届かない。**地下鉄サリン事件**の死亡例では、PAM 投与により末梢のコリンエステラーゼ活性は戻っていたが、脳内では回復していなかった。一方、硫酸アトロピンは BBB を通過することは分かっているが、脳内での効果は詳しくは分かっていない。

2. サリンによる中枢神経系の持続刺激と高次機能障害

　このように、サリン中毒では PAM が脳内に移行しないために、PAM による治療後も持続的にアセチルコリンによる過剰刺激が続いていると考えられる。では一体、どのような障害が起こっているのか？ **松本サリン事件**の被害者達では、全身倦怠感、易疲労感、頭痛などの訴えがあった。また、睡眠障害や適応障害、記憶障害のような高次機能障害も指摘されている。サリン事件の被害者は、今も後遺症に悩んでいることは間違いないが、その全体像を把握する上でも系統だった客観調査が今一度、必要と考える。

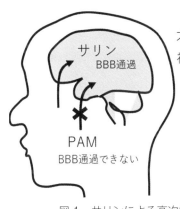

大脳皮質や海馬、小脳、基底核
神経剤（サリン）によるシナプスの遮断
PAMが効かない（BBB通過しない）

高次機能障害の遷延

睡眠障害、適応障害、記憶障害など

図1　サリンによる高次機能障害と PAM の BBB 不通過

（木下　学）

43

Q17　神経剤のエージングとはどのようなことなのでしょうか？

Answer

①サリンのような神経剤は、分解酵素であるアセチルコリンエステラーゼ（AChE）と不可逆的に結合して、アセチルコリンの分解ができなくなってしまいます。アセチルコリンが過剰になって筋肉の弛緩・収縮が阻害され、最終的に呼吸停止に至ります。

②これに対して PAM は神経剤を AChE から引きはがし中毒状態を解除してくれます。ところが、時間経過とともに PAM は効かなくなってしまいます。これがエージングという現象です。

③ほとんどの神経剤はエージング時間が数時間程度ですが、ソマンは約2分と極端に短く注意が必要です。なお、アトロピンについてはアセチルコリン過剰を受容体側でブロックするものであり、このようなエージングはありません。

ポイント　サリンのエージング時間が3～4時間なのに対して、ソマンでは約2分であることからさらに迅速な対応が求められる。オートインジェクターによる自己注射や RSDL（反応性皮膚除染ローション）が列国で使われている由縁であろう。ソマンに対しては、湾岸戦争時から事前投薬も試みられている。臭化ピリドスティグミンが使われたが、下痢などの副作用も報告された。

1. エージングのメカニズム

このエージングのメカニズムを見てみよう（右図）。構造的に神経剤はリン酸基と脱離基から成っている。神経剤のリン酸基が AChE と結合すると脱離基は離れてリン酸化 AChE となり酵素活性を失う。このリン酸化 AchE は、時間経過とともにリン酸基中のアルキル基を離してイオン化し、復活剤の PAM を寄せ付けなくなってしまう。こうしてエージングが起きるのである。

神経剤におけるエージング（老化）

リン酸基　　脱離基

CH_3O
CH_3O

P　O

$- OCH = CCl_2$

＋

AChE（アセチルコリンエステラーゼ）

＝

リン酸化アセチルコリンエステラーゼ（PAM 無効）

2. オウムとソマンとエージング

実は、オウム真理教はソマンを含む主要な化学兵器（有毒化学剤）は土谷を中心として合成に成功していたことが知られている。それならば、なぜこのエージングの極めて短いソマンを使わなかったのだろうか。もし、地下鉄サリン事件が「地下鉄ソ

マン事件」であったならば、結果はもっと悲惨なものになっていただろう。

　右図に示すソマンの構造式（赤：酸素、オレンジ：リン、緑：フッ素、黒：炭素）
を見ると前述のアルキル基の部分はサリンに比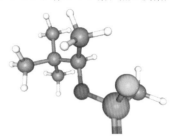
較して複雑であることがわかる。ソマンはジフ
ロライドとピナコリルアルコールを反応させて
合成する。（サリンはイソプロピルアルコール）
ピナコリルアルコールは、特殊で高価であり用
途も限られるために足も付きやすい。一方で、
イソプロピルアルコールは比較的安価で汎用性
のあるものである。揮発性もソマンよりもやや
高い。オウムがサリンを選んだのは自然の流れであっただろう。

　ソマンのエージングが他の神経剤よりも極端に短いのはこのアルキル基の構造に
あるという。長く複雑なアルキル基の部分は簡単に取れてしまい、PAM が効かなく
なるということらしい。

3. 北朝鮮と粘性ソマン

　旧ソ連はエージングの短いソマンに、持久性を高めるための添加物を加えて粘性
ソマン（TGD）を開発し大量に貯蔵していた。皮膚浸透性を高める狙いもあった。
北朝鮮もこれを保有しているという話もある。工作員による化学テロや弾道ミサイル
攻撃（化学弾頭）の際に、この粘性ソマンが使われると、その対応はエージングを考
慮して時間単位から分単位のものとなるだろう。

　自衛隊や消防等の部隊に関しては、臭化ピリドスティグミンの事前投与も考えら
れるかもしれない。

引用文献
1）　https://pubchem.ncbi.nlm.nih.gov/compound/Soman#section=2D-Structure
2）　http://www.gunma.med.or.jp/PDF/hakozaki20170705.pdf
3）　http://www.iems-japan.com/wp-content/uploads/2016/03/terr.pdf.

（濱田昌彦）

Q18　バイナリー型の神経剤とはどのようなものなのでしょうか？

Answer

①もともとは、米国でサリンや VX の砲弾、ミサイルなどを安全に保存するための技術として、前駆物質を別々に保管するために開発されたものです。

②サリンならば、ジフロライドとイソプロピルアルコールを別々に砲弾の前後のチェンバーに入れておき、射撃の衝撃で隔壁が破れ両者が飛翔間に混合、反応して弾着時にはサリンが生成しているというものです。VXも同様ですが、反応率など問題もあります。

③最近では、化学テロのやり方として現場で二つの化合物を反応させて化学剤を生成させる方式もまた、バイナリーと言われるようになりました。

ポイント　バイナリー化学兵器は、老朽化した神経剤砲弾からの漏えいや環境問題を解決するための苦肉の策という意味合いが強かったが、化学兵器禁止条約と化学兵器禁止機関（Organisation for the Prohibition of Chemical Weapons: OPCW）の登場により、化学兵器全体がほぼ全廃された今日では、見られることはなくなった。代わって登場したのが、バイナリー型の化学テロである。かつてのオウム真理教の新宿駅青酸ガス発生装置やオーストラリア・シドニーでの旅客機内硫化水素発生未遂事件も、広い意味でのバイナリー型と言えるだろう。金正男 VX 暗殺事件も、バイナリーで実行されたとの見方が強い。2013 年にシリアが申告したサリンや VX もまた、バイナリー方式で前駆物質の形で保管されていた。

1. イラク戦争の当時から

　ロン・マンレー氏は化学兵器禁止条約の準備段階から参画し、OPCW の検証局長まで勤めた「ミスター化学兵器」とも言うべき人物である。その彼が、イラクの息のかかったテロリストが英国内で神経剤テロを起こすとすればどんなやり方があるかテレビのインタビューで問われたことがあった。彼の答えは、ロンドン・ヒースロー空港の滑走路にテログループがジフロライドとイソプロピルアルコールを別々に持ち込み、ドラム缶でそれを混ぜて滑走路で蹴り飛ばしていったら、一定量のサリンはできるだろうというものだった。また、サダムフセイン時代のイラクでは、サリンの品質が悪く分解しやすいために、囚人を使って充填の直前に前駆物質を混ぜて反応させていたという。「やむをえないバイナリー」と言えるだろう。なお、サリンは少しでも

水分を含んでいると加水分解が進む。

2. バイナリー型の化学テロの利点・欠点

　テロリストの立場に立てば、サリンや VX そのものを持ち運ぶ際や、隠し持って自分が被害を受けるリスクというのは、バイナリーになると格段に低くなる。発覚するリスクも低くなるだろう。前駆物質は、民生用にも使用されるケースがあり、怪しまれる危険性が少ないという側面もある。一方で、少し考えればわかるように、100％反応が進むわけもなく、温度や時間等の条件にも左右される。前駆物質が極端に悪臭を放つようなケースでは、逆に怪しまれてしまうこともあるかもしれない。実際に、マレーシアの空港の警察官達は、顔に何か塗り付けられたと訴える金正男の顔が凄まじい悪臭を放っていたとフジテレビの取材に答えている。恐らく、VX の前駆物質の一つであるアミン系の薬品が魚臭い臭いを放っていたのかもしれない。

3. シリアの申告した神経剤と北朝鮮

　シリアは紆余曲折を経て 2013 年に OPCW に加盟し、その保有する化学兵器を申告した。神経剤はバイナリー方式でしかも塩酸塩の形であったことは注目された。ミサイルやロケットで発射する直前に反応用車両を横付けして充填する方式であったという。この反応充填車も申告されている。しかし、バイナリーで持たれると秘匿しやすいという一面もある。だから、シリア国内で政府軍によるサリン攻撃が続いているという見方も出てくる。同国は、化学兵器の開発・製造にあたり北朝鮮の密接な支援を受けてきたことが知られている。北朝鮮の神経剤がバイナリー方式（塩酸塩？）であっても不思議ではない。

引用文献
1)　https://fas.org/wp-content/uploads/2013/08/The-four-likely-Binary-CW-agents.pdf
2)　https://www.armscontrol.org/act/1998-06/features/beyond-chemical-weapons-stockpile-challenge-non-stockpile-materiel
3)　McCurry, Justin（2017-02-20）. "What is the VX nerve agent that killed North Korean Kim Jong-nam?". The Guardian. Retrieved 2017-02-25.

（濱田昌彦）

Q19 バイオスカベンジャーについて教えてください。

Answer

①バイオスカベンジャー（Bioscavenger）は、サリン、ソマン、VX などの神経剤の毒性作用を防ぐ薬剤として米軍を中心に開発されている薬剤です。

②バイオスカベンジャーには、ヒトブチリルコリンエステラーゼ（human butyrylcholinesterase: HuBChE）やヒトパラオキソナーゼ1（human paraoxonase 1: PON1）などがあり、組換え遺伝子技術によって作成されています。

③これらの薬剤はまだ開発途上ですが、事前に予防投与することにより、軽装備で化学剤の汚染地域に入っても安全に活動できることが期待されています。

ポイント

ロシアは、旧ソ連時代から国立科学研究所などで化学兵器の開発を行っていた。これに対し、米軍では陸軍化学防護医学研究所（US Army Medical Research Institute of Chemical Defense: USAMRICD[1]）を中心に化学兵器医療対処研究を進め、神経剤については、抗痙攣薬、神経保護剤、バイオスカベンジャー、Oxime 剤などの研究開発を行っている。特にバイオスカベンジャーについては、直接神経剤と結合して作用を抑制したり分解したりして毒性を失活させる働きがあり、二次的効果を期待する他の薬剤とはメカニズム的に異なる。

1. バイオスカベンジャーとは

サリンなどの神経剤はアセチルコリンエステラーゼ（AChE）の活性部位に不可逆的に結合し、その作用を失活させる。AchE 活性を失ったシナプスや神経筋接合部ではアセチルコリンが蓄積し刺激伝達が障害される。流涎、嘔吐、気管支攣縮、縮瞳などの中毒症状が起き、重症例では死に至る。このような神経剤による症状の発現を抑えるため、AChE の失活を防ぐ目的で使用されるのがバイオスカベンジャーである。HuBChE は、有機リン化合物に結合して毒性を失活させる。その効果は化学量論的に発揮されるので stoichiometric bioscavenger と呼ばれる[2]。一方、PON1 はその触媒作用により大量の有機リン化合物を加水分解するので触媒型バイオスカベンジャー（catalytic bioscavenger）と呼ばれる[3]。

2. バイオスカベンジャー開発のコンセプト

神経剤への対処は、①早期検知、②ガスマスクや防護衣による防護、③除染が基

本となる。既に神経剤による事案の発生が判明している場合には、気密性の高い防護衣を着用の上、作業することが求められる。しかし、**レベルA化学防護衣**を着用しての作業は操作性にかなりの制限があるほか、高温多湿環境に長時間耐えることができず、オペレーション上種々の制約がある。神経剤の毒性を考えれば安全を優先せざるを得ず、オペレーションの必要性と操作性・操作時間制限のジレンマの上に実地作業を組み立てなければならない。また、リスクが算定できない場合に、どのような装備で作業現場に突入すべきか悩む場合も想定される。これらのオペレーション上のニーズから考えられてきたのがバイオスカベンジャーであり、事前に作業者にこれを投与しておくことにより比較的軽装備でも安全に職務遂行ができる利点や、「神経剤使用のリスクが考えられる場合に、必要最小限の装備で作業し、高濃度神経剤が検知された時点で撤退を考える」などのシナリオに合わせた運用が考慮される。

　安全性をかなり高く見積もるためには、LD_{50}を大きく超えるばく露条件下でも有意な神経症状を呈することなく耐え得るだけの効果が求められる。ラット、モルモット、アカゲザル、カニクイザルなどの動物実験において、予め HuBChE を投与しておくと最大 LD_{50} の5.5倍の神経剤（ソマン、VX）に対して防護できるという結果が得られている[4]。しかし、現在はまだ動物実験により検証を重ねているレベルであり、ヒトへの使用がいつ実現できるのかの目途はたっていない。

3. 新規バイオスカベンジャー

　これまでのバイオスカベンジャーは、血液中における安定性や半減期に問題があった。最近、有機リン加水分解酵素（organophosphorus hydrolase：OPH）を poly carboxybetaine ポリマーで被覆し血液中での分解を防ぎ長期効果を発揮する nanoscavenger も開発されてきている[5]。

引用文献

1) https://usamricd.apgea.army.mil/apps/ICDU54/Default.aspx
2) Mumford, H., et al. Human plasma-derived BuChE as a stoichiometric bioscavenger for treatment of nerve agent poisoning. *Chem Biol Interact* 203, 160-166 (2013).
3) Valiyaveettil, M., *et al.* Protective efficacy of catalytic bioscavenger, paraoxonase 1 against sarin and soman exposure in guinea pigs. *Biochem Pharmacol* 81, 800-809 (2011).
4) Michelle C. Ross, et al. Chapter 7 Nerve agent bioscavenger: Development of a new approach to protect against organophosphorus exposure. in *Medical Aspects of Chemical Warfare* 243-257 (2019).
5) Zhang, P., et al. Nanoscavenger provides long-term prophylactic protection against nerve agents in rodents. *Sci Transl Med* 11 (2019).

（四ノ宮成祥）

マレーシアで起きた金正男暗殺事件について教えてください。

> **A**nswer
>
> ① 2017年2月13日、北朝鮮の指導者金正恩の異母兄である金正男がクアラルンプール国際空港でVXにより暗殺された事件です。
>
> ②実行犯の女二人は自動チェックイン装置付近にいた被害者に後ろから近づき、顔面（目の付近を狙っているような印象あり）に何らかの液体を塗り付けています。
>
> ③なぜ実行犯が二人だったのかについて、専門家からは中間体（前駆物質）を別々に被害者の顔（目の粘膜を主体に）塗り込んで現場で反応させた「バイナリー型」のテロであるとの見方があります。

> **ポイント**
>
> VXの半数致死量は5〜10mg程度であり、霧雨の1滴程度のVXで死に至ると言われている。わずか1〜2%でも反応が進めば、それは致命的であろう。実行犯の女二人は、相当の訓練を受けており、被害者の顔に液体を塗り付けて現場を去るまでにわずか3秒程度の早業である。また、一人目の女からは前駆物質1種類のみ（エチルメチルフォスフォン酸）が検出されているのに対して、二人目の女からはVX自体やその副生成物、さらにもう一方の前駆物質であるイオウ化合物が検出されている。被害者本人からはVXを含めて全種類の化合物が検出されている。なお、最近ではVX塩酸塩で本事件が実行されたのではないかという見方が出てきており、全体を矛盾なく説明できる可能性があることから注目されている。

1. 死刑囚が書いた科学論文

　このVX暗殺事件に関して、オウム真理教の中川智正死刑囚が獄中で書いた英語論文がある。米国の毒物学者で地下鉄サリン事件でも日本の捜査に協力支援したAnthony Tu博士との共著である。それによれば、本事件で使用されたVXは二種混合型（バイナリー型・塩酸塩）である

Name of chemical/abbreviation	Detected from		
	Mr. Kim	Viet-namese woman	Indo-nesian woman
VX	✓	✓	
2-(Diisopropylamino)ethyl chloride		✓	
2-(Diisopropylamino)ethanethiol		✓	
O-Ethyl methylphosphonothioic acid	✓		
Ethyl methylphosphonic acid	✓		✓
Bis(2-diisopropylaminoethyl) sulfide	✓		
Bis(2-diisopropylaminoethyl) disulfide	✓	✓	
2-(Dimethylamino)ethanol	✓		

との結論を出している。その根拠となっているのが、次ページの表にあるように実行犯の二人の女性から検出された物質が全く異なるという点にある。

さらに、この実行犯の女二人のコリンエステラーゼ活性値は正常であったのに対して、被害者は異常に低下していたという事実がある。いずれにせよ、実行犯はすでに釈放されており、真相を明らかにすることは困難であろう。

2. 塩酸塩だったのか

仮にバイナリーだったとしても、なお疑問は残る。汗だくになった被害者の顔を素手で拭った空港医務室の医療助手はなぜ死ななかったのかという点である。かつてオウムは、駐車場経営者を VX で暗殺しようとして失敗している。土谷が合成したVX が、塩酸塩の形で皮膚からの浸透性がなかったためである。この後、VX の形に戻して同経営者は重体となっている。では北朝鮮は意図的に塩酸塩を使ったのか。塩酸塩は皮膚からは浸透しないが、目から鼻の粘膜に落ち、そこから脳や体内に入れば通常の VX と同様に作用する。なお、推定しうる前駆物質塩酸塩は、二人の女から検出された前駆物質とも一致する。また、シリアが申告した VX のバイナリー前駆物質（塩酸塩）とも奇妙な一致がある

3. 北朝鮮の意図

なぜ、このような複雑な暗殺方法が用いられたのだろうか。可能性として、本当に発覚することなく暗殺を実行しうると考えていたのかもしれない。また、VX を使用することで、その化学戦能力を見せつける意図もあったかもしれない。

引用文献

1）　https://www.researchgate.net › publication › 325279552_Murders_with_VX...
　　　Jul 16, 2018 - Article（PDF Available）in Forensic Toxicology 36（2）
2）　http://www.malaysiakini.com/news/375042
3）　現代化学　2018 年 8 月号「オウム元死刑囚からみた VX 暗殺事件」

（濵田昌彦）

Q21　イギリスで事件となったノビチョクとはどのような化学剤ですか？

①ノビチョクはロシア語で「新参者」を意味し、1970 年代から80 年代にかけてソビエト連邦が秘密裏に作った神経剤グループを指すものです。

②VX ガスの 5 ～ 8 倍の殺傷能力を持ち、数分で人を死に至らしめると言われています。

③ノビチョクは液体あるいは固体だとみられます。また、いくつかは、毒性の低い 2 種類の化学物質の状態で保存され、混ぜ合わせて殺傷性を高める「バイナリー兵器」だと考えられています。

④第 4 世代の化学兵器との言い方もされています。

ポイント　2018 年 3 月初めと 6 月末英国の二つのノビチョク事件により、4 名、すなわち元ロシアスパイのスクリパリ氏とその娘ユリアさん、刑事のニック・ブラウン氏、そして第二の事件のカップルのうち、ローリー氏（男性）が深刻な状況に陥ったが命は何とか取り留めた。スタージェスさん（女性）は不幸にも死亡した。テリーザ・メイ首相（当時）は、ロシアで開発された軍用レベルの神経剤ノビチョクが使用されたことを明らかにした。また、この事件にはロシアが関わっていたと指摘している。なお、これまで、化学兵器禁止条約検証付属書表 1 剤のリストにはノビチョクはなかったが、2019 年 11 月の締約国会議においてこれが加えられることが決定した。また、ソールスベリ付近のノビチョクの除染には、実に 1 年を要した。現在では使われたのは A234 であったことが明らかになっている。

1．第一の事件

　英南西部ソールスベリで 3 月 4 日にロシアの元スパイ、セルゲイ・スクリパリ氏（66歳）と娘のユリアさん（33 歳）に神経剤が使われた殺人未遂事件が起こった。ソールスベリに近いポートン・ダウン国防科学技術研究所における調査から、スクリパリ氏らに使用された神経剤はノビチョクと呼ばれる種類だと判明した。後の捜査により、ノビチョクはスクリパリ氏の自宅のドアノブ付近に塗られていたことがわかっている。スクリパリ氏とユリアさんは、ソールスベリにあるショッピングセンターの外のベンチで倒れているところを発見された。二人を真っ先に助けようとしたニック・ベイリー刑事は重体で入院した。スクリパリ氏はロシアのスパイ交換によって釈放され、2010 年から英国で生活していた。英国政府は、二人が倒れる前にいたパブやレスト

ランを当日や翌日に利用した人約 500 人に、所持品を洗うよう呼びかけた。二人が食事をしていたレストランやパブのテーブルから神経剤が検出されたためで、両店舗は閉鎖された。

2. 第二の事件

2018 年 6 月 30 日、スタージェスさんとローリー氏のカップルが病院に意識不明で運ばれてきた。そして 7 月 4 日には、エイムズベリー近郊に住むこの二人が、あのスクリパリ氏と同じノビチョクにやられていたことが判明した。3 月にソールスベリで使われたものと同じであった。7 月 8 日にスタージェスさんは病院で亡くなり、その二日後にローリー氏は意識を取り戻した。

3. ノビチョク事案から得られた教訓と課題

誰がクリーンと言えるのかという問題が残る。第一の事件のあと、政府によりソールスベリ一帯は安全であると宣言されたが、現実には見つけられないままでノビチョクが近くに残っていたという事実がある。また、犯人は二人のロシア人とされているが、今回がノビチョク使用の最初ではないのではないかとの見方もある。すなわち、これまでにも被害者はいたが、表に出て来なかっただけではないかというものである。検知や除染、治療をどうするのかという課題もある。検知には MS（質量分析計）が有効との見方があるが我が国で対応できるかどうかである。除染には、英国軍の専門部隊が出てパトカーや救急車、二つの事件現場の家屋を徹底的に除染した。これにはほぼ 1 年を要している。治療では、ポートン・ダウン国防科学技術研究所からのアドバイスが極めて有効であったと言われている。

引用文献
1) https://cen.acs.org/articles/96/i12/Nerve-agent-attack-on-spy-used-Novichok-poison.html
2) https://www.bbc.com/news/uk-43377856
3) https://www.bbc.com/news/uk-england-wiltshire-44707052

（濵田昌彦）

びらん剤にはどのようなものがありま
すか？

 ①びらん剤は接触した目や皮膚、吸入した場合には気道に化学熱
傷（びらん）を起こすもので、大きく分けてマスタード（HD）、
ルイサイト（L）、ホスゲンオキシウム（CX）があります。神経
剤のような強い殺傷能力はなく、殺傷というよりは戦闘能力を
削ぐ目的で使用されます。
②マスタード（HD）は第1次大戦中の1917年にドイツ軍が西部戦線のイーペ
ルで初めて使用し、イラン・イラク戦争でも使われました。神経剤と共に今
後も使用される危険性が高い化学剤の1つです。
③ルイサイト（L）はヒ素化合物で1918年に米国人ルイスが合成したもので、
マスタードに比べ即効性でばく露後すぐに皮膚や目、気道にびらんが生じま
すが、ヒトに使われた事例はありません。
④ホスゲンオキシウム（CX）も激しい痛みと腐食を生じますが、ヒトに使われ
たことがなく情報量も少ない剤です。

ポイント　　マスタード（HD）は臭いが洋からし（マスタード）に似ていることに
由来するが、第1次大戦でドイツ軍が西部戦線で初めて使ったことで有
名だ。噴霧すると空気より重く窪地に溜まり、しかも滞留性が高くゴムなどの素
材を簡単に通り抜けてしまう。硫黄を含むことからサルファ（硫黄）マスタード
ともいわれる。その誘導体であるニトロジェン（窒素）マスタードは、マスター
ドのDNA合成阻害による細胞傷害性を癌細胞に利用した抗がん剤である。目、
気道、皮膚の順に傷害されやすく、1～2分で疼痛や灼熱感が起こり、4～8時
間で水疱が出来る。有効な治療法はなく、迅速に大量の水や次亜塩素酸で洗い流
すしかない。イラン・イラク戦争をはじめ、近年に至るまでいろいろな紛争で使
用され、神経剤と共に今後最も使用される危険性が高い化学剤の1つである。一
方、ルイサイト（L）、ホスゲンオキシウム（CX）はマスタードに比べ即効性で
傷害性も強いが、ヒトに使われたことがなく、ルイサイトには解毒剤（BAL:
British anti-Lewisite）がある。

1.　戦場で使用されることが多いマスタード

　マスタードの歴史は古く1822年にはじめて合成され、一旦、製造は中止されたが、
1860年に再開され、1880年には製造ラインが組まれ、1917年の実戦使用となった。

黄色で、ニンニク、玉ねぎ、マスタードのような臭いがする。検出法はないが、嗅覚は鈍麻し易く診断の助けにはならない。14℃以下では個体だが、それ以上では液体で、38℃で気化する。霧状で散布されることが多い。ベルギーのイーペル近郊の戦場で使われたためイペリットとも呼ばれる。第一次世界大戦では両陣営ともマスタードを使ったため、当時ドイツ陸軍の伍長であったヒトラーもマスタードにばく露し、その症状を「我が闘争」にも書いている。マスタードによると思われる死傷者はドイツで20万人、フランス19万人、イギリス19万人、ロシア47.5万人、アメリカ7.3万人と膨大な数にのぼる。第二次世界大戦でもイタリアでマスタードを積んだ米貨物船がドイツ軍の空爆を受け、83人が死亡、617人が負傷している。この事実は当初、伏せられていたが、何らかの計画があったのか。また、1990年にフセイン政権下のイラクがクルド人への攻撃で使用して5千人が死傷しており、製造や貯蔵が容易であることからも、今後も紛争やテロで使われる可能性が高いと考える。

2. ルイサイト（L）とホスゲンオキシウム（CX）

　ルイサイト（L）はヒトに使われたことはないが、マスタードより作用発現が早く、ばく露後ただちに目、皮膚、気道に疼痛と紅斑、びらん、水疱が生じ、数分以内に組織での細胞死がはじまる。傷害はマスタードより重篤で、やがて下痢、嘔吐、肝腎不全を呈する。ジメルカプロール（商品名 BAL）という重金属中毒の解毒剤（キレート剤）が有効で、眼軟膏や皮膚軟膏、筋注剤が開発されている。しかし BAL 自体が毒性を持ち、現実的には迅速な水洗、もしくは次亜塩素酸による除染が有用と考えられる。ホスゲンオキシウム（CX）もヒトでの使用はないが、ばく露直後より腐食性の組織病変が生じるとされ、強い毒性が示唆される。ルイサイトと違って解毒剤はない。

（木下　学）

Q23 びらん剤のばく露を受けるとどのような症状が出るのでしょうか？

①マスタード（HD）は霧状で用いられることが多いですが、**目、気道、皮膚の順に障害されやすく**化学熱傷を来します。第一次世界大戦での負傷兵は主に目や気道がやられました。

②目は結膜炎が、気道では気道粘膜のびらんが、皮膚ではびらんや水疱形成が起こります。マスタードはルイサイトやホスゲンオキシウムに比べ症状が出るのが遅いと言われていますが、ばく露して1～2分後には目や上気道に疼痛や灼熱感が起こり、4～8時間後には皮膚に水疱ができると言われています。

③マスタードの標的は粘膜上皮や表皮基底細胞で、アルキル化剤のためこれら細胞のDNA合成を阻害します。目や気道、皮膚で、基底細胞を主体に不可逆性の細胞死が起こります。化学剤として使われたのはサルファ（硫黄）マスタードですが、その誘導体のニトロジェン（窒素）マスタードは、抗がん剤として癌細胞のDNA合成を阻害します。

④マスタードの致死性は低く、半数が死に至る率（LD50）は70kgの体重でVXが3mgなのに対しマスタードは3～7gと千倍以上の量が必要です。そのため殺傷ではなく戦闘能力の低下を目的に使われます。

ポイント　マスタードの致死性は決して高くない。第一次世界大戦中のドイツ軍のマスタードによる攻撃で負傷した2,000名での致死率は5%以下であった[1]。しかし、製造や保管が容易であることに加え、比重が重いため散布後は地上付近にしばらく滞留する。さらに視力が傷害されやすいなど、戦場での兵器として必要な条件を有している。接近戦において兵士の目は何よりも重要である。負傷者からマスタードを検知する方法はない。そのため、マスタードは最近の紛争でもたびたび使用されている。歴史が古い化学剤ではあるが、今後も使用が予想されることからマスタードへの医療対処（MCM）の重要性は今も変わりない。米軍はイラン・イラク戦争でのイラク軍のマスタードの使用に関心を持っていた。

1. マスタードによる目、気道、皮膚傷害

　マスタードによる傷害では、目が最もやられやすく、ばく露後数分で疼痛、灼熱感、視力障害が起こる。軽症であれば2週間程度で回復するが、重症例では難治性の結膜炎やびらん、角膜損傷、さらには失明に至ることがある。気道粘膜も傷害されやすく、

鼻腔や喉頭の疼痛、灼熱感、気道傷害による頑迷な痰や咳が生じる。重症例では肺水腫、肺出血が起こる。皮膚では化学熱傷が生じ、ばく露後しばらくして、疼痛と紅斑、数時間後には水疱が形成される。表皮の基底細胞ではDNA合成が出来ずに細胞死に陥る。アルキル化剤の特徴である。このため皮膚病変は難治性となり不可逆性のびらん、潰瘍が生じる。アルキル化剤のため、重症例では骨髄が傷害され、これによる免疫不全は皮膚病変での感染増悪を招き、重度熱傷時と同じような致死性敗血症に陥ってしまう。マスタードには解毒剤がないため、呼吸管理と共に、難治性皮膚病変での感染防御が重要である（図1）。マイトマイシンCのようなアルキル化作用を持つ抗がん剤が点滴中に皮下に漏れると、やはり頑迷な難治性潰瘍となり治療に難渋する。

2. 骨髄傷害による免疫不全

　マスタードはアルキル化剤のため、蛋白質やDNA、RNAをアルキル化して傷害する。膜蛋白の変性はじめDNAや蛋白質の合成障害を来し、細胞死を来す。重症例では骨髄細胞も傷害され、免疫不全を来す。肺や皮膚は外界と接し、かつマスタードによる難治性びらんや組織欠損といった傷害を受けているため、感染防御に細心の注意を払う必要がある（図1）。

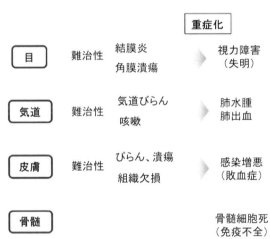

図1　マスタード（HD）ばく露による症状と増悪病態

引用文献
1)　CBRNEテロ対処研究会 NBCテロ対処ハンドブック 診断と治療社 東京 2008

（木下　学）

57

びらん剤による傷害の治療法について教えてください。

①マスタード（HD）やホスゲンオキシウム（CX）は、一旦、細胞の蛋白質やDNA、RNAを傷害すると不可逆性で、これに対する解毒剤はありません。唯一、ルイサイト（L）には、解毒剤として金属キレート剤のジメルカプロール（BAL）がありますが、副作用に注意が必要です。

②そのため、ルイサイトを含めたマスタードのようなびらん剤には、大量の水や0.5％次亜塩素酸溶液による迅速なばく露部位の除染が重要です。マスタードは**傷害がやや遅発性**のため、ばく露後でも迅速な除染は効果があると期待されます。

③目や呼吸器、皮膚の傷害に対しては対症療法が主体となります。目は迅速な生理食塩水による水洗、軟膏等による癒着防止や抗生剤による感染防止が行われます。目では次亜塩素酸による除染は行いません。皮膚ではびらん剥離面に対する軟膏処置や抗生剤による感染予防が主体となります。アルキル化剤による組織損傷に対する創傷治癒の促進も重要で、私たちは薄膜シート（ナノシート）に抗生剤や増殖因子蛋白、幹細胞などを担持させて、損傷部位に貼る被覆治療を開発中です。呼吸器では、気道上皮の損傷による無菌性の気管支炎、肺水腫、出血が起こりますが、喉頭浮腫が増強する前に気道確保し、感染予防と分泌物の吸引を行います。

ポイント　皮膚びらん剤のばく露時には、出来るだけ早く、大量の水や0.5％次亜塩素酸溶液でばく露部位を洗い流す、迅速な除染が重要である。機会や物品等の除染には5％次亜塩素酸溶液を使うので、決してこれと間違えてはいけない。アルキル化剤のため、組織損傷は基本的に不可逆性で、傷害部位に対しては対症療法を行うしかない。目や呼吸器、皮膚の傷害はアルキル化剤による損傷では極めて難治性となる。重症例では骨髄細胞も傷害されるため免疫不全による易感染性には十分注意する。傷害臓器の感染対策は重要で、増悪により容易に敗血症から死に至る。

1. 脱衣と大量の水や0.5％次亜塩素酸溶液による除染

　びらん剤にばく露した場合、まずは着ている衣服を脱がせる（**乾式除染**）。この乾式除染は大きな効果があり、すぐに行う。上着などは目を保護する上で、決して頭か

らは脱がせない。ハサミで切って剥ぐように脱衣させる。次いで、大量の水や 0.5%次亜塩素酸溶液でばく露した部位を洗い流す。目は大量の生理食塩水で洗浄する。0.5%次亜塩素酸溶液は使ってはならない。人体以外の物品の除染には 5%次亜塩素酸溶液を使っているが、混乱した状況下でも、これを誤って皮膚に用いないように注意する。

2. 目、皮膚、呼吸器での難治性組織損傷への対症療法

　アルキル化剤は、膜蛋白の変性や DNA の合成障害を来すため創傷治癒が遷延し、これによる組織損傷は極めて難治性となる。目や皮膚では組織損傷に対する軟膏処置、抗生剤などでの感染予防処置が取られる。呼吸器でも浮腫が増悪する前にしっかりと気道確保し、分泌物の吸引と抗生剤などによる感染防護処置を行う。重症例では骨髄細胞も傷害されるため免疫能が低下し感染しやすくなる。肺や皮膚は外界と接しており、感染の増悪には十分注意する。長期的には、気道や気管支の狭窄や、慢性気管支炎、慢性の結膜炎や角膜炎、皮膚瘢痕を来すことが重症例ではある。

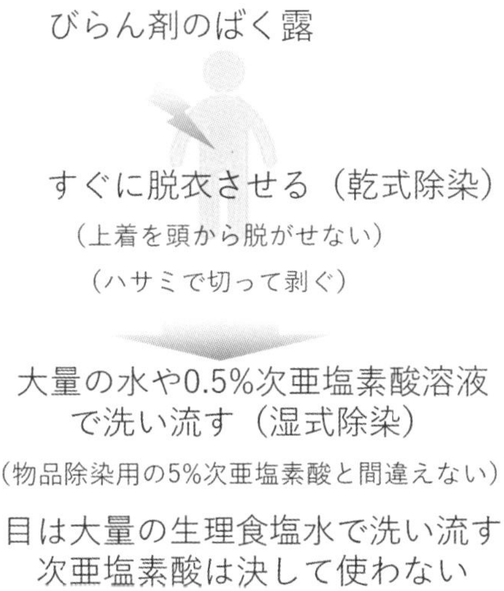

びらん剤のばく露

すぐに脱衣させる（乾式除染）
（上着を頭から脱がせない）
（ハサミで切って剥ぐ）

大量の水や0.5%次亜塩素酸溶液
で洗い流す（湿式除染）
（物品除染用の5%次亜塩素酸と間違えない）

目は大量の生理食塩水で洗い流す
次亜塩素酸は決して使わない

図 1　びらん剤ばく露時は迅速な除染が重要

（木下　学）

薄膜シート（ナノシート）を利用した難治性皮膚潰瘍の治療法について教えてください。

Answer

①薄膜シート（以下ナノシート）は厚さが細胞膜程度の超薄膜シートであり、その薄さによるファンデルワールス効果で接着剤なしにどんな創面にも密着して貼れる絆創膏です。

②酸素や水などの低分子は通しますが、細菌のような大きなものは通しません。無色透明で肉眼はおろか、光学顕微鏡でも見えず、電子顕微鏡で確認できる程度の薄さのシートです。生体では分解され吸収されるので剥がす必要はありません。

③このナノシートは、抗生剤や増殖因子の bFGF、そして脂肪幹細胞などを担持できます。このような機能性ナノシートを、マスタードによる皮膚などの組織損傷創面に貼ることで、難治性の組織欠損の**感染予防と創傷治癒の促進**が期待できます。

ポイント　ナノシートは厚さが細胞膜程度（ナノメーターレベル）の超薄膜で（図1）、接着剤なしに創面に貼れ、生体に吸収されるので剥がす必要がない。ナノシートには、抗生剤や組織増殖因子 bFGF、さらには脂肪幹細胞を担持することができ、動物実験で顕著な感染防護効果や創傷治癒促進効果を既に確認している。びらん剤での組織損傷は、アルキル化剤により基底膜細胞が細胞死するためで、創傷治癒が遷延し極めて難治性となる。また、骨髄傷害を合併するため、感染防護が重要となる。抗生剤や増殖因子、さらには脂肪幹細胞を担持した機能性ナノシートは、感染防護と組織修復の促進効果があるため、びらん剤による皮膚などの難治性潰瘍の治療に有用性が期待される。

1. あらゆる創面に接着剤なしで貼れる生体吸収性ナノシート

　ナノシートは厚さが 75 ナノメートル程度と極めて薄く、細胞膜程度の薄さである（ナノメートルはミリメートルの百万分の [1]）。あらゆる物質はこの程度の薄さになるとファンデルワールス効果という物理学的な作用が働き、どんな物体の表面にも密着するようになる。このナノシートはポリ乳酸のような生体適合性があり生分解される素材でできている。どんな不整な創面にでも貼れ、ある程度の耐圧能があるため、肺損傷表面や大静脈裂創表面に貼って肺損傷や静脈裂傷を被覆する治療にも成功している。また、人工物でありながら貼着面が他臓器と癒着しないため、腸管創面に貼ることで腹腔内癒着防止剤としての効果もある。

2. 抗生剤や増殖因子、幹細胞を担持した機能性ナノシートの開発

このナノシートは、抗生剤や増殖因子である bFGF を担持でき、これらを徐放させることができる。難治性かつ易感染性である熱傷創面の潰瘍や糖尿病性潰瘍の創面に機能性ナノシートを貼ることで、外部からの物理的刺激の防護だけでなく、局所での抗生剤や増殖因子の徐放による、優れた感染防護効果と創傷治癒

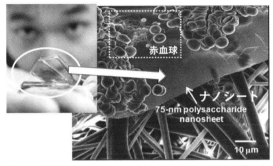

図1　超薄膜ナノシート（電子顕微鏡レベルの薄さ）

促進効果が動物実験で認められている。鎮痛剤の担持や徐放も可能と考える。さらに、脂肪幹細胞をナノシートに担持させることもでき、糖尿病性潰瘍はじめマイトマイシンCによる難治性潰瘍でも、自家脂肪幹細胞移植による組織欠損修復に顕著な効果あった。マスタードの皮膚潰瘍は極めて難治性だが、創傷部を機能性ナノシートで被覆治療することで、画期的なびらん剤潰瘍の治療対策となることが期待される（図2）。また、組織反応がほとんどないため、結膜や角膜への被覆治療、損傷した気道粘膜への被覆治療への応用も期待される。

　　　機能性ナノシート

　　抗生剤担持　➡　創部感染防護

　　増殖因子担持　➡　創傷治癒促進

　　幹細胞担持　➡　創部への幹細胞移植

　　びらん剤による組織損傷への優れた修復効果

　図2　機能性ナノシートのびらん剤による組織損傷への効果

（木下　学）

ホスゲンの作用について教えてください。

A nswer

①ホスゲン（CG）は庭木のグリーンコーンの臭いがして、空気より4倍重いガスです。そのため、散布されると地表近くを漂い、窪地に滞留します。第一次世界大戦で使われました。

②ホスゲンは加水分解で塩酸になることから、目や鼻、気道の粘膜で水分と反応して塩酸となり、強酸性の強い刺激で組織を傷害します。ホスゲンの吸入により上気道が収縮し窒息死することもあります。また、肺の末梢組織では出血や重症の肺水腫が発生し、呼吸が出来なくなります。これは吸入後数時間から1日程度遅れて発症します。呼吸器系が侵されるため、ホスゲンは窒息剤とも呼ばれています。

③ホスゲンに傷害された肺の治療では、呼吸器管理が主体となります。気道を確保した後に、気管支痙攣に対する気管支拡張剤やステロイドの投与、肺水腫に対する陽圧呼吸管理などを行います。

ポイント　ホスゲン（CG）は空気より重たいガスのため、地表近くを漂い、窪地や塹壕に潜む兵士を襲う。グリーンコーンという庭木の臭いがするという。ばく露したホスゲンは粘膜で加水分解し塩酸となり、粘膜に強酸性の強い刺激を与える。結膜や角膜が傷害され、無菌性の結膜炎や角膜炎を発症する。また、吸入すると鼻粘膜や上気道が侵される。気道収縮は吸入直後から発症し、窒息死することがある。遅発性だが、ばく露後数時間から1日後に、肺の末梢で出血や重度の水腫が発症する。肺水腫は発症後、急激に増悪し致死性の重症肺水腫となることがある。治療は、呼吸器の管理が優先される。気道確保後、気道痙攣や肺水腫に対する対症療法がなされる。ホスゲンは第一次世界大戦でで使われており、第一次世界大戦中の毒ガス攻撃での死亡者の80％以上はホスゲンによるものとされている。

1.　第一次世界大戦でのホスゲンと塩素ガスの使用

　第一次世界大戦において、当初、ドイツ軍は**塩素ガス**をイーペルの戦線で用いた。空気より2倍重い塩素ガスは風に乗って地表近くを漂い、塹壕に達して、毒ガスに無防備であったそこに潜む連合軍の兵士を襲った。負傷者は1万人以上、死者は5千人以上と言われる。しかし、すぐに塩素ガス用の防毒マスクが開発されたため、初期の攻撃で見せた塩素ガスの凄まじい威力はなくなり、次いでホスゲンが戦場で使われる

ようになった。ホスゲンは塩素ガスより重く、より地表近くを漂い、容赦なく塹壕に流れ込む。しかし、ホスゲンは症状発現までに時間を要することから、戦闘能力を削ぐという点からは化学兵器には不向きであると現在は考えられている。一方、塩素ガスは製造の簡便さ、ばく露後からすぐに生じる上気道での強い刺激から、シリアなどの戦場でたびたび使用されており、注意すべきと考える。

2. 窒息剤と工業用製品材料

　ホスゲンのような窒息剤はすべて呼吸器系に作用する。気管や気道などの上気道に作用する剤としては、アンモニアガスや塩素ガスがある。より末梢の肺胞に作用する剤としては、ホスゲンの他にペルフルオロイソブテン(PFIB)や6塩化エタン(HC)などがある。ホスゲンはポリウレタン製品やポリカーボネート樹脂の原料として広く使われている。ペルフルオロイソブテンはテフロン（商品名）のことでいろいろな製品の表面加工に使われるフッ素樹脂である。6塩化エタンも発煙剤として使われいる。このように窒息剤には工業製品の原料として使われている剤が多く、テロリストが入手しやすい点に留意する必要がある。

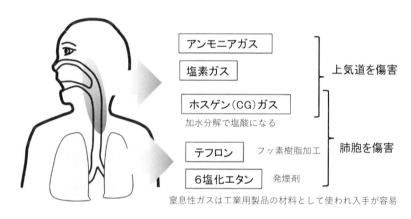

図1　窒息性ガスの呼吸器傷害

（木下　学）

シアン中毒とはどのような症状ですか？

Answer

①シアンは化学剤の中では血液剤に分類されます。血液によって体中に運ばれるため血液剤と言われますが、神経剤など血液によって運ばれる毒物は他にもあります。

②シアンは通常は液体ですが、揮発性が高くガスとして吸入する危険があります。産業用のシアン化合物は大量に製造され使用されており、火災などでアクリル樹脂やポリウレタンが燃焼するとシアン化水素ガスを吸入しシアン中毒を呈することがあります。頭痛、動悸、めまいが起こり、重症例では意識消失、心停止、死に至ります。

③シアンは血流にのって体中に広がり、細胞のミトコンドリアにあるチトクローム酸化酵素を阻害します。チトクローム酸化酵素はミトコンドリアで酸素からエネルギーの源である ATP を産生する酵素で、これが阻害されると細胞はエネルギー源である ATP がなくなり活動を停止し死に至ります。

ポイント　シアンは室温では液体であるが、揮発性が高くガスとして吸入する可能性がある。空気より軽い。アクリル樹脂やポリウレタンは燃焼するとシアン化水素ガスを生じるため、室内での火災ではシアン化中毒を疑う必要がある。シアンはミトコンドリアにあるチトクローム酸化酵素を阻害し酸素からエネルギー源である ATP を産生できなくする。このため、細胞は活動を停止し、重症例では死に至る。シアン中毒の患者では甘いアーモンド臭がして、酸素が利用できないため静脈血でも酸素化されており鮮紅色である。シアンが体内に吸収されると数秒以内に呼吸苦が始まり、重症例では数分以内に死に至る。軽症例では頭痛、めまい、悪心、嘔吐、動悸といったシアン中毒の症状が起こるが、自然回復する。シアン中毒では、アーモンド臭の呼気、鮮紅色の静脈血からくる赤い皮膚、乳酸値の上昇と代謝性アシドーシスを呈する。治療は呼吸管理とアシドーシスの補正、解毒剤である亜硝酸アミルの吸入と亜硝酸ナトリウムの静注、続いてチオ硫酸ナトリウムの静注を行う。最近では安全性の高いビタミン B12a（ヒドロキソコバラミン、商品名シアノキット）の投与が第一選択となっている。

1. 化学兵器には不向きなシアン化物

　第一次世界大戦で、フランス軍がその高い殺傷能力に注目してシアン化物の使用を試みたが、毒性を発揮させるにはサリンの 25 ～ 50 倍の量が必要で、空気より軽い

ため地表を漂うことなく拡散し、威力を発揮できなかった。しかし、少人数を標的としたテロでは入手しやすいこともあり注意が必要だ。吸入によりシアン中毒を起こすが、液体として**食品や水への混入**もあり得る。

2. シアンによるミトコンドリアのチトクローム酸化酵素の阻害

　ミトコンドリア膜にあるチトクローム酸化酵素は酸素を取り込んで水にすることで水素分子をミトコンドリアの外へ汲み出す。これでミトコンドリア内の水素濃度が低下し外部との水素濃度に格差が生じるため、水素は再び ATP 合成酵素を通ってミトコンドリア内へと流入する。この時、ATP 合成酵素のタービンが回って ATP が産生される（図 1）。チトクローム酸化酵素で酸素から水を作って水素を外へ汲み出すには Fe^{3+} が必要だが、シアンは Fe^{3+} と強く結合しこの反応を阻害する。これにより酸素が消費されず、水素をミトコンドリア外へ汲み出せないために ATP 合成酵素が動かず ATP ができなくなる（図 1）。解毒剤のビタミン B12a（ヒドロキソコバラミン）は含有するコバルトがシアンを Fe^{3+} から奪い取ってビタミン B12 になることでチトクローム酸化酵素を復活させる。安全性に優れ第一選択薬と言える。亜硝酸アミルや亜硝酸ナトリウムはヘモグロビンの Fe^{2+} を Fe^{3+} に変え、これとシアンを結合させてシアノメトヘモグロビンを作らせ、さらにチオ硫酸ナトリウムで含有する硫黄とシアンを結合させて尿中へ排泄する。

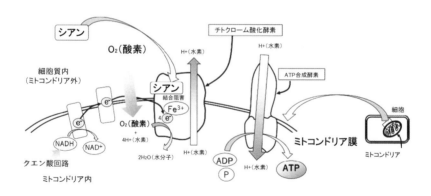

図 1　シアンによるチトクローム酸化酵素阻害と ATP 産生障害

（木下　学）

市販の温泉入浴剤と消毒薬を混ぜると有害な硫化水素が出ると聞きました。簡単に説明してください。

①2007～2008年に、硫黄泉のもととなる入浴剤と酸性洗剤を混合させて硫化水素（H₂S）を発生させ、これを吸入して自殺するという事例が多発しました。

②自殺方法についての情報はインターネットを介して拡散し、社会問題となりました。

③身近に存在する日用品が化学剤のもとになり得るということを改めて認識し、適切なリスク管理の必要性が浮き彫りになりました。

> **ポイント**　薬品や生活用品には、入手が容易であるが使用法によっては殺傷力の強い化学剤や爆弾に転用できるものが存在する。硫黄を含む入浴剤と酸性洗剤の混合により有毒ガスである硫化水素が発生することが一般にも広く知られるようになり、これが自殺の手段として多用されたことが大きな社会問題となった。自殺方法に関する情報がインターネットを通じて拡散したことも事例の増加に一役買った。改めて適切な危機管理手段の必要性が求められている。

1. 硫化水素発生の仕組み

　家庭でも簡単に利用できる硫黄泉のもととして売り出されている入浴剤「六一〇ハップ（ムトウハップ）」は、その成分として硫黄や硫化カリウムを含んでいる。酸性洗剤である「サンポール」の主成分は塩酸で、トイレ掃除などに用いられている。この両者を混合すると「$K_2S + 2HCl \rightarrow 2KCl + H_2S$」という化学反応が起こり、硫化水素が発生する。同様に、塩素系消毒剤「カビキラー」や「キッチンハイター」（主成分は次亜塩素酸ナトリウム）と酸性洗剤（塩酸や硫酸などを含むもの）とを混合すると塩素ガスが発生して危険である。このようなことから、これら市販の消毒剤・洗剤には"まぜるな危険"との警告が表示されている。

2. 硫化水素の生理作用

　硫化水素は無色であるが特有の腐卵臭を持つ。眼の粘膜に対して刺激性があるため許容濃度は10ppm以下とされており、20ppmでは気管支炎、肺炎、肺水腫を起こす。350 ppmに達すると生命に危険が及び、700ppmでは呼吸麻痺、昏倒が起きて、最終的には呼吸麻痺、死亡に至る[1]。**硫化水素中毒の発生を防止する上で最も重要なのは、環境上適切な換気状態を保つことである。**硫化水素は、細胞内に取り込まれるとミトコンドリアのチトクロームオキシダーゼのFe³⁺と結合して細胞呼吸を強く阻害する。

治療は、低酸素症を直ちに改善すべく酸素吸入を行うことが最も優先されるが、亜硝酸アミルの吸入や亜硝酸ナトリウムの静注がチトクロームオキシダーゼの保護に有効かもしれない。また、硫化水素の洗い出しと低酸素状態の完全には高気圧酸素治療を行ってみるオプションもある[2]。

3. 自殺への利用とインターネットを介した情報拡散

硫化水素による自殺は、2007 〜 2008 年に多発した。風呂場やトイレの内側から換気口やドアの隙間をテープで目張りし、入浴剤と酸性洗剤を混合させて発生した硫化水素を吸入するというものである。当時は、携帯電話によるインターネットへのアクセスが急速に普及しつつあったという時代背景もあり、この情報は自殺願望者の間であっという間に広まった。また、一部に「硫化水素での自殺は綺麗に死ねる」との誤った情報が流れたこともあり、自殺手段として拡散する一因となった。しかし、致死量に至る高濃度の硫化水素をごく短時間で発生させることは困難であり、閉鎖空間の中で徐々に高まる硫化水素に傷害され、窒息症状に苦しみながら死んでいった例も多く存在するものと思われる。また、硫化水素中毒との認識がなく救出に当たった者が二次的に傷害を受ける事例も頻発した。警察庁の発表によれば、2008 年 1 月〜11 月の自殺者だけでも 1,007 名に達した[3]。

このような事態を受けて、各都道府県警はインターネット掲示板の管理者に対し、自殺方法の書き込みの削除などの対応を依頼したほか、消防庁では救急に当たる者の二次被害の防止や避難誘導対応要領などについての通知を出した。また、厚労省は硫化水素中毒の治療法等についての通知を発出し、関係業者に入浴剤販売に当たっての協力依頼を行った。

引用文献

1)　なくそう！酸素欠乏症・硫化水素中毒（厚労省通知）
　　https://jsite.mhlw.go.jp/nagasaki-roudoukyoku/library/nagasaki-roudoukyoku/anzen-eisei/201306/sanketsu-13061401.pdf
2)　四ノ宮成祥：硫化水素中毒と高気圧酸素治療. 日本臨床高気圧酸素・潜水医学会雑誌 6(1)：1-6, 2009.
3)　伊関 憲：第 44 回日本毒性学会学術年会. シンポジウム 3 日本中毒学会合同シンポジウム：低分子量ガス体の基礎と臨床 硫化水素中毒の現状と対策（2017）

（四ノ宮成祥）

無能力化剤について教えてください。

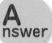

①無能力化剤は致死性がほとんどなく、しかも攻撃対象者に幻覚を生じさせることで戦闘能力を一時的に無能力状態にします。3-キヌクリジニルベンジラート（BZ）などがあります。

②3-キヌクリジニルベンジラート（BZ）は常温では固体（粉末）ですが溶媒に溶かしエアロゾルで散布できます。アトロピンのような抗コリン作用があり、末梢神経系では頻脈や口渇、散瞳が起こりますが、中枢神経作用が強く幻覚や意識障害、記憶障害、運動障害を来し、ばく露した者の行動を著しく制限します。

③リゼルグ酸ジエチルアミド（LSD）やフェンタニルも無能力化剤と考えられています。とくにフェンタニルは強い幻覚作用があるため、米国などではその乱用が社会問題にもなっています。

ポイント　無能力化剤は致死性が低く、かつ攻撃対象者に幻覚を生じさせ、行動能力を著しく低下させる。3-キヌクリジニルベンジラート（BZ）が代表的だが、リゼルグ酸ジエチルアミド（LSD）やフェンタニルも強い幻覚作用と行動能力の低下を生じさせる点では無能力化剤と言える。3-キヌクリジニルベンジラート（BZ）は抗コリン作用があるが、可逆性のアセチルコリンエステラーゼ阻害剤であるフィゾスチグミンが治療に有効とされる。

1.　無能力化剤の強い幻覚作用

　リゼルグ酸ジエチルアミド（LSD）やフェンタニルは幻覚作用があり、その乱用が社会問題にもなっている。一方、キヌクリジニルベンジラート（BZ）はこれらより安価でしかも強い幻覚作用があり、注意を要する。しかし、キヌクリジニルベンジラートの中枢神経系への作用は一定ではなく、明らかな陶酔感から深い絶望感まで多様であり、逆に強い攻撃性や凶暴性を示すことがあるため、化学兵器としては不適ではないかと考えられている。錯乱状態は 4 ～ 12 時間程度続くが、2 ～ 4 日程度でほぼ正常にまで回復する（図 1）。2018 年 3 月に元ロシアのスパイでイギリスに亡命していたスクリパリ氏がソールズベリーで襲われた事件（スクリパリ事件）ではノビチョクが使われたとされているが、ロシア政府は米国が冷戦中に備蓄していたキヌクリジニルベンジラートが何者かに使われたと主張している。

2. 暴動鎮圧剤

　無力化剤はテロリストなどの制圧に使われることがあるが、暴徒などの鎮圧には、催涙ガスである 2-クロロアセトフェノン（CN）やより強力な 2-クロロベンジリデンマロノニトリル（CS）、カプサイシン（唐辛子の辛味成分の 1 つ）が用いられることが多い。粘膜や皮膚の灼熱感と疼痛、流涙、呼吸困難が生じる。これらは現在でも暴動の鎮圧などに使われている（図 1）。

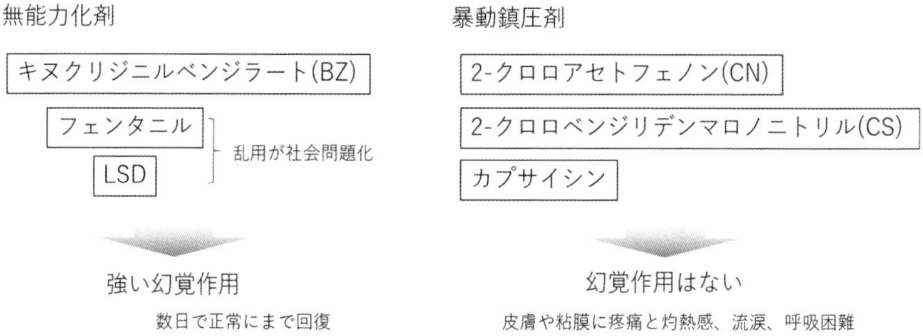

無能力化剤

キヌクリジニルベンジラート(BZ)

フェンタニル
LSD

} 乱用が社会問題化

暴動鎮圧剤

2-クロロアセトフェノン(CN)

2-クロロベンジリデンマロノニトリル(CS)

カプサイシン

強い幻覚作用

数日で正常にまで回復

幻覚作用はない

皮膚や粘膜に疼痛と灼熱感、流涙、呼吸困難

図 1　無能力化剤と暴動鎮圧剤

（木下　学）

テロ制圧に使用される可能性のあるフェンタニルとはどのようなものですか？

① フェンタニル（Fentanyl）は鎮痛作用の強い合成麻薬で、手術の際に利用されますが、副作用として呼吸抑制があります。

② これをテロ制圧などの目的で無能力化剤（incapacitating agent）として使用するという考え方があります。

③ 2002 年にモスクワで起きたチェチェン武装勢力によるドブロフカ劇場占拠事件で、特殊部隊が KOLOKOL-1 という非致死性ガスを使用して突入しましたが、これはフェンタニル誘導体のカルフェンタニル（Carfentanil）だったと考えられています。

ポイント　国際紛争における化学兵器の使用はジュネーブ議定書（1925 年）で禁止されているほか、その開発、生産、貯蔵についても化学兵器禁止条約（1993 年）で禁止されている。その一方で、国内での暴動鎮圧やテロ制圧を含む法執行目的では、一定の範囲で催涙ガスなどの化学剤の使用が認められている。無能力化剤に分類されるフェンタニルも、こうした目的で用いられる場合には違法行為とはみなされない。しかし、無能力化剤と言えども、使用量や使用方法によっては致死的になる場合があることを知っておく必要がある。

1. ドブロフカ劇場占拠事件

　2002 年 10 月 23 日から 26 日にかけて、42 名のチェチェン武装勢力がモスクワの劇場「ドブロフカ・ミュージアム」で観客 922 名を人質に立てこもった占拠事件である。彼らは第二次チェチェン紛争により進駐してきたロシア軍の撤退を要求し、聞き入れられない場合には人質を殺害して劇場を爆破すると予告した。結局は、特殊部隊が KOLOKOL-1 という非致死性ガスを使用して突入し、銃撃戦の上、犯人グループ全員を射殺した。

2. カルフェンタニル使用の顛末

　特殊部隊の救出作戦の結果、テロの制圧には成功したが 129 名の人質が死亡した。当初、ロシア政府は突入の際に使用された KOLOKOL-1 という非致死性ガスの本態の詳細について言及しなかったが、後日、保健相が「噴霧したガスは麻酔薬であるフェンタニルを主成分にしたものである」と発表した。未だもってその詳細は不明であるが、専門家によると使用されたのはフェンタニルの誘導体であるカルフェンタニル[1]

ではないかと見られている。問題は、カルフェンタニル噴霧によってテロリストのみならず人質の多くが昏睡に陥ったことで、死亡した人質はテロリストによる殺害ではなくカルフェンタニル中毒による窒息であったと言われている[2]。劇場という広い空間で一様な濃度に薬剤を噴霧することは不可能で、場所によっては致死量を超える濃度となることは容易に想像し得る。また、薬剤感受性に個体差があることも考慮すると、呼吸抑制が起きない濃度で使用することにはかなりの無理があった。結局、銃撃戦となることは避けられず、非致死性ガスと言いながら中毒で人質 129 名もの死者を出したことに、使用の正当性は見いだせない。オピオイドの拮抗薬であるナロキソン（Naloxone）やナルトレキソン（Naltrexone）は、呼吸抑制や意識低下から回復させる作用を持つため解毒剤として用いられる。しかし、本事例では、このような解毒剤などの事前準備も不十分であったことが指摘されており、医療対応の不備も被害者拡大に拍車をかけた。

3. 無能力化剤としてのフェンタニル誘導体

　フェンタニル系の薬剤は合成麻薬の一種で、フェンタニルの他に 3- メチルフェンタニル、カルフェンタニル、レミフェンタニルなどがある。このうち、カルフェンタニルの鎮痛効果は、モルヒネの 1 万倍、ヘロインの 5,000 倍、フェンタニルの 100 倍あるとされる。したがって、治療比（Therapeutic index ＝ LD_{50}/ED_{50} or TD_{50}/ED_{50}）が高いカルフェンタニルは、フェンタニル誘導体の中でも安全性の高い薬剤である。しかし、ドブロフカ劇場占拠事件で使用されたカルフェンタニルが多数の死者もたらしたことを考えると、安全性は十分とは言えず、真の意味で非致死性剤としての使用は困難である。また、非致死性剤使用の裏には必ず致死的兵器の併用が考えられており、非致死性剤の開発が人道主義に裏打ちされたものであるとは限らない。

引用文献
1)　Carfentanil（WIKIPEDIA）: https://en.wikipedia.org/wiki/Carfentanil
2)　Dual-UseBioethics.net - Education Module Resource: Lecture No.17 Weapons Targeted at Nervous System. https://www.brad.ac.uk/acad/sbtwc/dube/resource/index.html

（四ノ宮成祥）

MEMO

72

Part 2
生物剤・生物兵器

監修：四ノ宮成祥
著者：四ノ宮成祥、須江秀司、加來浩器、金山敦宏、木下　学、藤倉雄二、江尻寛子

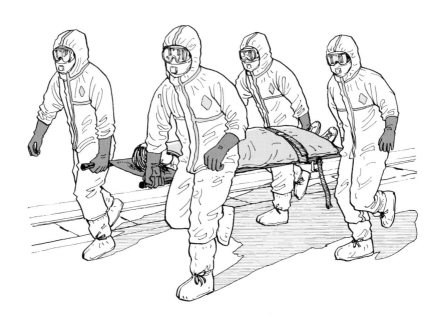

第二次世界大戦後の生物兵器開発の動向について教えてください。

> **A**nswer
> ①ソ連、米国、英国、カナダ、フランス、イラク、南アフリカの7か国で生物兵器開発が行われていたことを示す明らかな情報があります。
> ②特に旧ソ連は生物兵器禁止条約発効後も秘密裏に世界最大規模の攻撃型生物兵器開発を進めていました。
> ③近年は北朝鮮の生物兵器開発が懸念されています。

> **ポイント**　生物兵器開発は国際条約で禁止されているため、各国がその開発・保有を公言することは期待できない。また、技術のデュアルユース性や活動の秘匿性から、兵器開発を進めた国の特定は困難とされている。本稿で取り上げた国以外にも、中国、台湾、インド、パキスタン、イラン、リビア、シリア、イスラエル、エジプト、スーダンについて疑惑が指摘されている[1]。

1. 生物兵器開発が明らかな国

　第二次世界大戦終了時までに、主に日本、ソ連、米国（Q32 参照）、英国、カナダ、フランスで生物兵器開発が進められた。大戦終了後、日本を除く上記の国に加え、イラク及び南アフリカの7か国で生物兵器開発が行われていたことを示す明らかな情報がある。冷戦開始とともに米ソが大規模な開発を進め、米国、英国、カナダの3か国は攻撃的生物兵器開発で共同研究を進めていた。以下、主要な事例を紹介する。

- **英国**[2]　第二次大戦中より炭疽菌による対人、対動物の兵器開発を行っており、**クラスター爆弾**や航空機から**エアロゾル**を散布する手段を検討していた。その間、バハマ沖やスコットランド沖で野外実験も実施した。1957 年に攻撃能力の研究は廃止された。1975 年に BWC 批准。

- **カナダ**[2]　1946 ～ 1956 年の間、米英と協力し**ボツリヌス毒素**やジフテリア毒素の生産工程の改良、**鼻疽菌、類鼻疽菌**の開発、ウイルス培養のための組織培養工程の開発等を行った。アルバータ州の**サフィールド（Suffield）試験場**では化学兵器とともに生物兵器の実験が行われた。1972 年に BWC 批准。

- **南アフリカ**[3,4]　**アパルトヘイト政策**を掲げる体制のもとで、「**海岸計画（Project Coast）**」と呼ばれる生物・化学兵器の開発が 1981 ～ 1995 年に間に行われた。**ルーデプラート研究室（Roodeplaat Research Laboratory: RRL）**という組織が中心となり、反体制派の暗殺を目的として軍・警察に対する供給の

ために製造された。こうした目的で利用されるボツリヌス菌が混入されたビールや、サルモネラ菌入りの砂糖、炭疽菌・ボツリヌス菌が練り込まれたチョコレート等が「Verkope List（Sales List）」として準備され、黒人女性に接種する目的で不妊ワクチンの作成も試みたとも言われている。1975 年に BWC 批准。

- **イラク**[3]　サダム・フセインが政権を取った後の 1970 年代に生物兵器開発が開始され、**イラン・イラク戦争**（1980～1988 年）を境に開発が進展した。湾岸戦争後にイラクの大量破壊兵器を査察した**国連大量破壊兵器廃棄特別委員会（UNSCOM）**によると、イラクは少なくとも炭疽菌 8,500L、ボツリヌス毒素 20,000L、無力化剤アフラトキシン 2,200L を生産した。運搬手段として短距離弾道ミサイルの**アル・フセイン**（射程 600km）25 発や R-400 爆弾 160 発等が開発され、アル・フセインは湾岸戦争時の 1991 年 1 月には配備された。イラク戦争後、イラクの大量破壊兵器を捜索した米政府派調査団である「**イラク調査グループ（ISG）**」は、イラクの生物兵器開発は 1992 年には中止され貯蔵されていた生物剤も廃棄されたと報告している。

2. 旧ソ連の生物兵器開発 [2)5)]

　20 世紀最大規模の生物兵器開発を行っていたのは旧ソ連である。1973 年に設立された「バイオプレパラート」と呼ばれる組織が中心となり、1975 年に**生物兵器禁止条約（BWC）**発行後も秘密裏に生物兵器開発を進めていた。こうした内容は、1992 年に米国に亡命したバイオプレパラート幹部（ケン・アリベック等）が明らかにしており、旧ソ連では**エアロゾル化**や**遺伝子組換え**により強毒化が試みられたという。旧ソ連崩壊後、ロシアのエリツィン大統領は、大統領令により同国内における BWC 違反の活動を全て止めるよう指示を出した。

　ソ連はペスト、**炭疽菌、天然痘、野兎病菌、ブルセラ菌、マールブルグウイルス**等を開発し、爆撃機からスプレーによる散布や、約 100 個の**クラスター状**の生物剤を詰めた 500kg の爆弾を空中で爆破するタイプ、**多弾頭型弾道ミサイル（SS-18）**、**巡航ミサイル**に搭載する手段も開発した（写真 1）。ソ連崩壊後に職を失った生物兵器開発に係わった研究者が他国に流出した懸念も指摘されている。

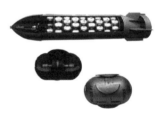

写真 1　写真は化学剤だが生物剤も同様の方法で搭載された。
（出典：米 Microbe 誌）

3. 北朝鮮の生物兵器開発疑惑

　北朝鮮の生物兵器開発に関する確たる情報が不足する中、**韓国国防部**、シンクタンクがレポートを出しており、本稿もこれらに依拠する [6) 7)]。

　北朝鮮は**朝鮮戦争**（1950～1953 年）当時流行した**コレラ、チフス、天然痘**を米国による攻撃だと主張したことをきっかけとして、1960 年代に研究施設が整備され病原菌に関する研究が始まった。医学部卒の研究者をロシアや欧州諸国で数年間学ばせ、

日本、中国からも関連技術を獲得しながら[8]、1980 年代には兵器化を進めた。これまでに炭疽菌、ボツリヌス菌、コレラ菌、韓国出血熱ウイルス、ペスト菌、天然痘ウイルス、腸チフス菌、黄熱ウイルス、赤痢菌、ブルセラ菌、黄色ブドウ球菌、発疹チフスリケッチア、T-2 マイコトキシンの 13 種類の菌・ウイルス・毒素を兵器化したとされる。

こうしたなか、2015 年に北朝鮮がバイオ関連施設の写真（写真２）を公開した際には、同施設のデュアルユースの懸念が持ち上

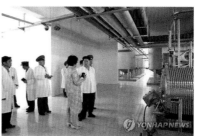

写真２　北朝鮮が公開した平壌バイオ
技術研究所の写真
（出典：Korean Herald 紙）

がった。北朝鮮の生物農薬生産施設とされるが、炭疽菌の大量生産に利用される懸念も指摘されており、関連資機材を海外から調達した場合にはオーストラリア・グループのリスト規制品に該当する可能性もある。

引用文献

1)　杉島正秋「生物・毒素兵器拡散問題」納家政嗣、梅本哲也編『大量破壊兵器不拡散の国際政治学』有信堂、2000 年。
2)　マルコム・ダンドー『バイオテロと生物戦争』ヘルス出版、2011 年。
3)　Cirincione J et al., *Deadly Arsenals: Nuclear, Biological, and Chemical Threats Second Edition*（Washington, D.C.: Carnegie Endowment for International Peace; 2005）.
4)　Chandre Gould, Alastair Hay "The South African Biological Weapons Program", Wheelis, Mark, Lajos Rózsa, and Malcolm Dando. 2006. *Deadly cultures: biological weapons since 1945*. Cambridge, Mass: Harvard University Press.
5)　Alibek K, 'Biological Weapons in the Former Soviet Union: An Interview with Dr. Kenneth Alibek', *The Nonproliferation Review*, Spring/Summer, 1999.
6)　The International Institute for Strategic Studies（IISS）, *North Korea Security Challenges A net assessment*（London: IISS; 2011）, pp. 165-167.
7)　Kim H et al., "North Korea's Biological Weapons Program: The Known and Unknown", Harvard Kennedy School Belfer Center for Science and International Affairs, October 2017.
8)　Kim K, *North Korea's Weapons of Mass Destruction: Problems and Prospects*（Seoul: Hollym; 2004）, p. 100.

（四ノ宮成祥・須江秀司）

アメリカ軍が1969年まで行っていた攻撃的生物兵器開発とはどのようなものだったのでしょうか？

nswer

① 米軍の攻撃的生物兵器開発は第二次世界大戦時に開始され、朝鮮戦争やソ連軍の軍備拡張を受けて開発が加速しました。
② 米軍は対人、対穀物、対動物に対する生物兵器を開発し、ロケット、弾道ミサイルの弾頭にクラスター状に搭載する兵器を配備しました。
③ 1969年にニクソン大統領が攻撃目的の生物兵器開発の中止を宣言し、その後は防御目的の研究を行っています。

ポイント 米軍の生物兵器使用については、他国からの攻撃を受けた際にのみ報復的に使用する方針（retaliation only policy）であったが（1950年）、朝鮮戦争やソビエト軍による軍備拡張等を受け、大統領の判断により、通常戦争においても生物兵器（化学兵器も含む）を効果的に使用するという方針に変化していった（1956年）。こうした方針の変化とともに、一時的に敵を無力化し、犠牲者は最小限に留めるという点も生物兵器の持つ軍事的特徴として重視された。

1. 米国の生物兵器開発の経緯

　米国の生物兵器開発は第二次世界大戦中に開始され、朝鮮戦争（1950～1953年）を機に開発が加速された。対人、対穀物に対する生物剤を兵器化し、対動物用の研究も一時期行っていた（表1）。

表1　米国が兵器化した生物剤の一覧

対人	対穀物	対動物
炭疽 野兎病 ブルセラ Q熱コクシエラ ベネズエラ馬脳炎 ボツリヌス毒素 ブドウ球菌腸管毒素B	小麦黒さび病 ライ麦黒さび病 イネいもち病	牛疫 豚コレラ ニューカッスル病

　米軍は1963～1969年の間、太平洋のジョンストン環礁で空中に生物剤を散布する大規模な実験を行い、ミネアポリス、ニューヨークセントルイス、サンフランシス

コ等の都市を対象に、無毒な細菌を使ってエアロゾルの散布実験も実施していた。

　1969 年、ニクソン大統領が攻撃目的の生物兵器開発の中止を宣言し、1971 ～ 1973 年に貯蔵していた生物兵器の廃棄が行われた。1969 年には**米陸軍感染症医学研究所（USAMRIID）**が設立され、生物兵器防護に対する戦略や、ワクチン開発等の防御目的の研究を行っている。米国は 1972 年に**生物兵器禁止条約**に調印した。

2. 米軍が保有していた生物兵器

　生物兵器の研究・開発の中心は、メリーランド州にある陸軍の**フォート・デトリック（Fort Detrick）**で、1954 年には生物兵器生産・貯蔵施設をアーカンソー州の**パイン・ブラフ（Pine Bluff）**に開設した。米軍は、**オネスト・ジョン・ロケット**（射程約 25km）の弾頭部分に、356 個のクラスター状（直径 11.5cm）にした生物剤を搭載した兵器を 1958 年に配備したほか、1960 年代には**サージェント・ミサイル**（射程約 120km、720 個のクラスター弾搭載）を配備した（図2）。

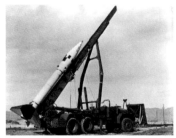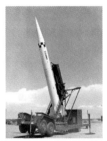

図2　オネスト・ジョン・ロケット（左）、サージェント・ミサイル（右）
（出典：米陸軍ウェブ）

引用文献

1）　Cirincione J, Wolfsthal J, Rajkumar M: *Deadly Arsenals: Nuclear, Biological, and Chemical Threats Second Edition*（Washington, D.C.: Carnegie Endowment for International Peace; 2005）．

2）　Department of the Army, *U.S. Army Activity in the U.S. Biological Warfare Programs, Volumes I*, February 25, 1977.

3）　マルコム・ダンドー『バイオテロと生物戦争』』ヘルス出版、2011 年。

4）　黒澤満編『軍縮問題入門』東信堂、2005 年。

（須江秀司・四ノ宮成祥）

1979 年にソ連のスヴェルドロフスクで起きた炭疽菌漏出事故について教えてください。

① スヴェルドロフスクには旧ソ連の兵器用炭疽菌製造プラントがありました。
② 1979 年 4 月に同プラントからエアロゾル状の炭疽菌が漏出し 100 名近くが犠牲になったと考えられています。
③ 当初ソ連は原因を汚染肉による被害だと主張していましたが、ソ連崩壊後に同国の生物兵器開発関係者の亡命や、米ロ科学者の現地調査を経て事故の様子が明らかになりました。

> **ポイント** 1994 年 Science 誌[1] のスヴェルドロフスクの炭疽菌漏出事故に関する論文では、確認された犠牲者の数は少なくとも 68 人であるが、米国に亡命したカナジャン・アリベコフの著作『バイオハザード』[2] は、同僚からの伝聞として犠牲者は 105 人と述べている。

1. スヴェルドロフスクにあった生物兵器研究・製造施設

　旧ソ連で生物兵器開発に係わったカナジャン・アリベコフ（ケン・アリベック、ソ連崩壊後に米国へ亡命）によると、ソ連は 1975 年の生物兵器禁止条約（BWC）発効後も秘密裏に生物兵器開発を進めており、各地に関連研究施設を分散させていた。そのうちの一つがスヴェルドロフスク（現エカテリンブルク）にも所在し、「第 19 区炭疽乾燥プラント」という施設で、兵器用のエアロゾル状炭疽菌の製造が行われていた。

2. 炭疽菌漏出事故の概要

　1994 年 Science 誌[1] がスヴェルドロフスクの炭疽菌漏出事故に関する論文を掲載している。これは米専門家及びロシア人医療関係者が、現地に残されていた検視解剖の記録、診療記録等にアクセスし、インタビューを通じた調査をまとめたもので、事故は 1979 年 4 月 2 日に発生し、軍事微生物学施設からエアロゾル状の炭疽菌が漏出したと結論づけた。その主な理由として以下の点を挙げている。
- 炭疽菌感染者のほとんどが第 19 施設から南東方向に伸びた楕円状の狭いエリアで勤務、居住、予備役の軍事訓練に参加
- 同エリアの更に南の地域でも炭疽菌で家畜が死亡
- スヴェルドロフスク近郊の空港での風向記録と被害者が発生したエリアが一致（条件に該当する日は 4 月 2 日）

・人及び家畜の被害が2〜3日後に発生

また、アベリコフ氏は事故原因について、第19区炭疽乾燥プラントの技術主任が、プラント内の汚染空気が外に漏れるのを防ぐ排気管のフィルターが詰まったために取り外したが、勤務交代者がフィルターが取り付けられているのを確認しないまま、炭疽菌の乾燥機を稼働させ、その結果外部に漏出したと述べている。作業員がフィルターがないことに気づいたのは5〜6時間後だったという[2]。

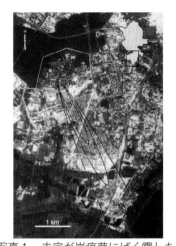

写真1　赤字が炭疽菌にばく露した患者の所在
（出典：米 UCLA 公衆衛生大学院ウェブ）

3.　事故に関するソ連側の対応[2]

同事故をめぐっては、1980年頃から西側で報道もあったが、ソ連側は「1979年にスヴェルドロフスク市南部で家畜に炭疽菌被害が蔓延した」と発表、「汚染肉を食べた結果、腸内感染が発生し、感染した家畜に接触したために皮膚感染が発生」と説明した。しかし、事故原因が自然発生によるものか事故なのか、事故ならばBWCに抵触する可能性もあり、国際的に議論が沸き起こった。

こうしたなか、上記論文の執筆者らがソ連側に真相究明を呼びかけ、1986年にモスクワで実際に同事故対応に参加したソ連側科学者と意見交換を行った。1988年にはソ連科学者が米国を訪問し、同事故について「汚染肉を食べたことで96人が死亡した」と説明したが、これを聞いた米専門家は更なる疫学的・病理解剖学的な証拠が必要との認識を抱いた模様である。その後も旧ソ連紙がスヴェルドロフスクの科学者・軍関係者へのインタビュー記事を掲載したが、食品由来の疾病が原因であると従来の主張を繰り返し報じた。

こうした姿勢に変化が見られたのは、1992年にロシア・エリツィン大統領が、事故原因を軍事開発にあるとの見方を示したのが最初であるが、その後詳細は明らかになっていなかった。

引用文献

1)　Meselson, M et al., "The Sverdlovsk Anthrax Outbreak of 1979," *Science*, Vol. 266, Issue 5188, Nov 18, 1994, pp. 1202-1208.
2)　ケン・アベリック『バイオハザード』二見書房、1999年。

（四ノ宮成祥・須江秀司）

ラジニーシ教団によるサルモネラを使ったサラダバー・バイオテロについて教えてください。

①1984年米国のオレゴン州ワスコ郡ダルズ（当時の人口10,500名）においてサルモネラ食中毒（Salmonella Typhimurium）が発生し、地域住民751名が発症し、45名が入院となりました。
②二峰性の発症曲線、10件のレストランに関連があるという疫学的な特徴がありましたが、共通の食材を見出すことができず、原因不明とされました。
③翌年に教祖ラジニーシによる司法取引によって、同教団による選挙妨害を目的としたテロであることが判明し、調査の結果、その他にも赤痢菌、腸チフス菌、野兎病菌の準備をしていたことも発覚しました。
④主犯であるMs Anand Sheelaは1986年に西ドイツ（当時）で逮捕され、ラジニーシはインドへ国外追放となりました。

ポイント カルト教団によるバイオテロ事例である。選挙を通じて政治権力を得ようと試みるもそれが叶わない事態に陥ると、今度はサルモネラ菌を用いたバイオテロによって選挙妨害を行った。町内のレストランのサラダバーにサルモネラ菌を散布した。当初は、米国CDCが疫学調査を行ったが原因を追究することができなかった。米国で行われた本格的なバイオテロ事件としてはこれが初めてであった。

1. サルモネラアウトブレイクの概要

　患者数は、臨床例、確定例をあわせて751名であった。そのうち発症日が判明したのは674名であり、9/9～18日にかけて発症した88名と、9/19～10/10の586名の二峰性の発症曲線を示した（図1）ほとんどの症例は、市内にある10件のレストラン（Group 1と呼称）と関連があり、そのうち4件のレストラン客と10件のGroup 1レストランの従業員は、サラダバーでの喫食を有していた。当時、ダルズで開業していたレストランは38店あり、そのうちGroup 1レストランにはサラダバーが8件設置されていたのに比して、Group 1以外の28件では3件しか設置されていなかった。これは患者が利用したレストランの特徴としてサラダバーが統計学的にも有意であったことを意味している（表1）。しかし、サラダバーに関連する食品に共通性がなく、遡り調査を行うことができず、そこで終了となった。その後の犯罪捜査の結果、カルト教団のメンバーが意図的にサラダバーを汚染させたことが明らかとな

り、さらにカルト教団に保管されていた病原体と一致したことが判明した。

2. 本事例からの教訓

　サルモネラ食中毒の発生がサラダバーと関連があるとされながら、共通した食材が判明しなかったことは、むしろ意図的な病原体の散布を疑う根拠となりえる。

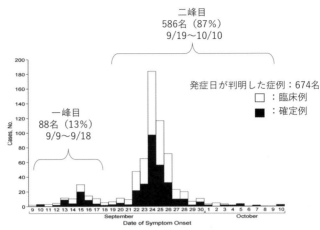

A Large Community Outbreak of Salmonellosis Caused by Intentional Contamination of Restaurant Salad Bars
http://www.cdc.gov/phlp/docs/forensic_epidemiology/Additional%20Materials/Articles/Torok%20et%20al.pdf

図1　米国、オレゴン州、ダルズにおけるサルモネラアウトブレイク

表1　食中毒を起こしたレストランの特徴

	サラダバーあり	サラダバーなし	計
Group1（患者が利用した）レストラン	8	2	10
Group1以外のレストラン	3	25	28

RR＝7.47　　　　　95%CI：2.45〜22.73

引用文献
1)　Thomas J Torok, Robert V, et al. A large community outbreak of salmonellosis caused by intentional contamination of restaurant salad bars.JAMA,1997：278 (5)，389 - 39

（加來浩器）

オウム真理教が行った生物テロとはどのようなものだったのでしょうか？

①オウム真理教はボツリヌス菌及び炭疽菌を製造し、東京や横浜で散布したが被害はなく、いずれも無毒でした。

②ボツリヌス菌は地下鉄サリン事件の数日前にも霞ケ関駅で撒かれていました。炭疽菌は東京亀戸の教団施設の屋上からも散布されましたが、悪臭を放っただけでした。

③失敗の原因は生物兵器開発を担った遠藤誠一の経験・知識不足だったと考えられています。

ポイント オウム真理教は、生物兵器を使って横須賀の米海軍基地、成田空港、国会議事堂、皇居等を攻撃する計画を持っていたが、ことごとく失敗した。その結果、教団は生物兵器を見限り化学兵器開発に傾倒した。

1. あまり知られていないオウム真理教の生物兵器開発

多数の死亡者を出した教団のサリンを含む化学兵器開発が注目される一方、被害者の出なかった生物兵器開発には未解明の部分が多い。こうした点については、教団内で生物・化学兵器に関与した複数の受刑囚に対して米専門家グループ等が直接インタビューを行い、報告書も出版されている[1]。それによると、オウム真理教が計画した生物兵器は、リケッチア、エボラウイルス、ボツリヌス菌、炭疽菌、毒キノコ等であり、特にボツリヌス菌及び炭疽菌の開発に重点を置いていたという。

2. ボツリヌス菌の製造計画

ボツリヌスは食中毒の一種でその毒性は非常に強い。投与された動物の半数が死ぬ半数致死量（LD_{50}）でみた場合、ボツリヌス毒素の毒性はサリンよりも 500 ～ 1,600 万倍強いとされる。オウム信者はこうした毒性の強さを教団トップの**麻原彰晃（松本智津夫）**に説明し、麻原も当初強い関心を示したという。

教団は 1990 年に北海道の土壌からボツリヌス菌を採取し、培養した後に山梨県上**九一色村**（当時）の教団施設において数トン規模の生産を行ったと考えられている。毒性確認のためにマウスに注射したが、マウスの死亡原因がボツリヌス中毒であることが確認できないまま、教団は各地で散布した模様である。

教団は少なくとも 1990 年 4 月に東京及び横浜で撒いた後、1993 年には車の噴霧器から散布し創価学会の池田大作会長の暗殺を試みた。また、地下鉄サリン事件の 5 日

前にも地下鉄霞ケ関駅でボツリヌス菌を散布したが、いずれのケースも被害は報告されていない。

3. 炭疽菌の製造計画

　炭疽菌は芽胞（胞子）の形をとるため熱や薬品に対して安定であり、各国で生物兵器の材料として重宝されてきた。芽胞が体内に入ると発芽して毒素を放出する。皮膚が黒くなり（炭状に見えるため炭疽と呼ばれる）、風邪と類似した初期症状の後、呼吸困難やショック症状を引き起こす。体内への侵入は吸入、経口、経皮の各ルートがあるが、死亡率はそれぞれ80〜100%、25〜30%、3%である。

　教団は1992年に北海道の大学から不正に炭疽菌を入手して開発を始めたとみられ、東京都内の教団施設の屋上から散布した。近隣住民から苦情が寄せられたが、悪臭を放っただけで実質的な被害はなかった。

4. 生物兵器製造に失敗した理由

　教団が製造したボツリヌス菌及び炭疽菌はいずれも無毒であり、生物兵器としては失敗だった。主な理由として、教団の生物兵器計画を率いた遠藤誠一の専門的知識に限界があった点を無視できない。遠藤は帯広畜産大学卒業後、獣医師となり京都大学大学院でウイルスの研究を行った。

　ボツリヌス菌によるテロが失敗した原因について、研究を支援した中川智正は、遠藤の細菌学に関する経験不足、知識不足を指摘している。また、炭疽菌については、遠藤が選んだのは炭疽菌の菌種の中でもワクチン製造に使われヒトに対して無害なスターン株（Sterne 株、特にその中の 34F2 株）だったとみられ、遺伝子工学を使って無害な菌株から毒性を持つものへと変換を試みたが失敗した模様である。

引用文献
1)　Center for a New American Security『オウム真理教　洞察—　テロリスト達はいかにして生物・化学兵器を開発したか』2012 年 12 月
2)　アンソニー・トゥー『サリン事件死刑囚中川智正との対話』角川書店、2018 年。
3)　Anthony T. Tu『サリン事件—科学者の目でテロの真相に迫る』
4)　Keim P, Smith K, Keys C, Takahashi H, Kurata T, Kaufmann A: Molecular Investigation of the Aum Shinrikyo Anthrax Release in Kameido, Japan. *Journal of Clinical Microbiology*（2001）: Vol. 39, Issue 12, pp. 4566-4567.

（須江秀司・四ノ宮成祥）

生物兵器禁止条約について分かりやす
く教えてください。

Answer
①生物兵器禁止条約（Biological and Toxin Weapons Convention: BWC）は1975年に発効した生物・毒素兵器を包括的に禁止する唯一の多国間軍縮条約です。
② BWC には182か国が加盟していますが、イスラエル、南スーダン等10か国が未署名で、シリア、エジプト等5か国が批准していません。
③ BWC には検証制度がありませんが、BWC 遵守を確保する目的で信頼醸成措置（Confidence Building Measures: CBM）など種々の取組が導入されています。

ポイント　BWC には検証制度がないことから「牙のない軍備管理条約」と呼ばれている。この背景には、条約交渉時に米ソ両国が大量の生物兵器を保有していなかったことや、医療関連技術を軍事転用する戦略的価値が低かった等の理由が指摘されている。ただ、ソ連、イラクの生物兵器開発を背景に、BWC 内で1992〜2001年の間、検証議定書の作成について交渉が行われた。しかしながら、最終的に検証制度に懐疑的な姿勢をとる米国の反対で、検証議定書交渉は終了している[1]。

1. 生物兵器禁止条約とは

　BWC は、1975年に発効した生物・毒素兵器を包括的に禁止する唯一の多国間軍縮条約である。15条の条文から構成され、主な内容は表1のとおりである。生物兵器の開発、生産、貯蔵、取得、保有を禁止し（第1条）、既に生物兵器を保有している場合には廃棄義務を負う（第2条）[2]。

　2018年10月現在、182の国が締結し、日本は1972年4月10日（署名開放日）に署名、1982年6月8日に批准した。なお、署名未批准国は5か国（シリア、ハイチ、エジプト、ソマリア、タンザニア）、未署名国は10か国（イスラエル、キリバス、ツバル、ミクロネシア、エリトリア、コモロ、ジブチ、チャド、ナミビア、南スーダン）である[3]。

2. BWC の課題と取組

　BWC は締約国による義務の履行を確認するための検証制度がなく、条約の履行状況を確認するための常設機関も設置されていない（例えば、化学兵器禁止条約を実施

表1　BWC において締約国が負う義務

BWC（条項）	責務（要約）
第1条（禁止事項）	いかなる場合にも、開発せず、生産せず、貯蔵せず、取得せず、保有しない。
第2条（廃棄・転用）	9箇月以内に破棄又は平和的目的のために転用する。
第3条（不拡散）	移譲しない、援助、奨励又は勧誘を行わない。
第4条（実施措置の確保）	自国の憲法上の手続に従い、開発、生産、貯蔵、取得、保有を防止するために必要な措置をとる。
第5条（相互協議と協力）	この条約に関連して生ずる問題の解決に当たっては、国連の枠内で相互に協議し協力する。
第6条（安保理への苦情申立）	この条約の違反については国連安保理への苦情の申立ができる。締約国は国連憲章に従って行う調査に対し協力する。
第7条（援助、支援）	違反によりいずれかの締約国が危険にさらされているときは、援助又は支援を行う。
第9条（交渉）	化学兵器禁止条約の措置の早期の合意に達するため、誠実に交渉を継続する。
第10条（国際協力）	平和的目的のための装置、資材並びに科学的及び技術的情報を可能な最大限度まで交換することを容易にすることを約束、経済的若しくは技術的発展又は細菌学（生物学）の平和的利用に関する国際協力を妨げない。

するための**化学兵器禁止機関（OPCW）**はハーグに常設）。このため、BWC では科学技術の進歩を考慮して5年毎に運用検討会議を開催することが規定されている（第12条）。運用検討会議は 1980 年の第1回目以降、8回開催（直近は 2016 年 11 月）されており、この間、BWC 遵守を確保するための取組が議論されている。

　例えば、締約国が自国内にある高度バイオセーフティ研究施設や通常傾向から外れる感染症の発生状況等の情報について国連軍縮局に毎年報告する信頼醸成措置（CBM）の導入、DNA 組換えやデュアルユース技術に関する討議、**履行支援ユニット(ISU)**と呼ばれる事務局の設置が認められた[1]。また、**会期間活動（Intersessional Process）**を利用して締約国会合と専門家会合が毎年開催されるようになり、科学、安全保障、公衆衛生、法執行機関、産業界、学界等、多分野の専門家による対話を通じ、締約国間で情報共有する枠組みも確立している[3]。

引用文献

1)　田中極子「生物兵器禁止条約における条約遵守確保の取組」『軍縮研究』Vol 7, 2016 年 10 月、6〜15 頁。
2)　外務省「生物兵器禁止条約の概要」
　　https://www.mofa.go.jp/mofaj/gaiko/bwc/bwc/gaiyo.html
3)　外務省「生物兵器禁止条約（BWC）締約国一覧」
　　https://www.mofa.go.jp/mofaj/gaiko/bwc/bwc/teiyakukoku.html

（須江秀司・四ノ宮成祥）

生物剤取り扱いに係る過去の事故例について教えてください。

① 1978 年にイギリスのバーミンガム大学で痘瘡ウイルス感染事故があり、不運にも感染者が亡くなっています。

② 米国の Centers for Disease Control and Prevention（CDC）で炭疽菌や高病原性鳥インフルエンザなどの病原体へのばく露の恐れがあった事例が報告されています。また、CDC における微生物取り扱いに関する事故は、軽微なものも含めると 2 ～ 3 日に一度という高い割合で起きています。

③ 2014 年に FDA（Food and Drug Administration）で、本来は保有してはいけない痘瘡ウイルス株 6 バイアルが発見される事例がありました。

④ 米国のダグウェイ実験場（Dugway Proving Ground）から、2005 年～2015 年の 10 年間で 74 回にわたり不活化不十分な炭疽菌芽胞が国内外 183 か所の施設に送付されました。

⑤ 2003 年と 2004 年に、シンガポール、台湾、中国で SARS コロナウイルス（SARS-CoV）の実験室内感染と思われる事例があり、二次感染により 1 名の死亡者が出ています。

ポイント 攻撃的生物兵器開発段階での最大の事故は、多数の死者を出した旧ソ連における 1979 年のスベルドロフクスクの**炭疽菌漏出事故**であろう。しかし、その詳細は Q33 に譲るとして、ここでは兵器開発とは異なる次元での生物剤取り扱いにおける事故例を中心に解説し、安全な取り扱いについての要点を述べる。

1. 致死的な痘瘡ウイルス感染事故

　1978 年、バーミンガム大学のジャネット・パーカーは微生物学講座から漏れ出た**痘瘡ウイルス**に感染して死亡した[1]。彼女は解剖学講座で働いていたが、不運にも勤務していた部屋が丁度微生物学講座実験室の直上であり、排気ダクトを通して感染した。当時はバイオセーフティの考え方が浸透していなかった時代で、不十分な研究設備で杜撰な管理のもとに痘瘡ウイルスの研究が行われていたことが原因であった。本感染事故により、周辺者 300 名以上に対して検疫措置を取ることになった。病原体管理者である微生物学講座のヘンリー・ベドソン教授は、感染事故の責任を感じて自殺した。

2. 信頼されるべき感染症研究の中心施設での事故

　米国アトランタにある CDC は BSL4 施設を有し、多くの感染症研究の専門家を抱える世界随一の感染症研究のメッカである。ところが、2014 年 6 月にそのお膝下の CDC で調査したところ、不活化炭疽菌サンプルを作成する筈が間違えて生きた炭疽菌を実験用に準備したため、75 名もの従業者が潜在的に炭疽菌感染を起こした可能性があることが判明したのである[2]。所内規定では、職業上の感染や感染管理区域外に菌を漏出した場合には直ちに届け出をすることになっている。CDC では 2005 年〜 2011 年の 7 年間に 1,059 件の報告が上がっており、実に 2 〜 3 日に 1 回の割合で事故が起きている計算になる。事故の様態は、滅菌機の不具合、Ebola ウイルスを使用した際の除染シャワーの不具合、高病原性鳥インフルエンザウイルス使用後に除染せずに**個人防護衣（Personal Protective Equipment：PPE）**を脱いで汚染を引き起こした事例など多岐にわたる。

3. 存在する筈のない痘瘡ウイルス

　2014 年、FDA が新しい事務所に引っ越しをするため掃除をしていたところ、冷凍室の片隅に所有者不明の多数のウイルスのバイアルが入った箱が見つかった。そのうちの 6 本が痘瘡ウイルスであることが判明した[3]。恐らくは、1960 年代から誰もその存在を知ることなく、誰にも管理されることなく経過していたものと考えられる。現在、痘瘡ウイルスはロシアの Vector と米国の CDC でのみ保管管理されていることになっているが、適正な管理を行っていたと思われる米国 NIH（FDA は NIH の一角にある）に於いてでさえこのような杜撰な現実が露呈したことは、他国では更に所在不明の痘瘡ウイルスの存在があるものと推定できる。

4. 不用意な対応が招いた炭疽菌の拡散事例

　2015 年 7 月、Pentagon は米国陸軍のダグウェイ実験場から不活化不十分な炭疽菌の発送があったことを公表した[4]。レポートによれば、2005 年 1 月から 2015 年 5 月の 10 年間に、少なくとも 74 回にわたって、国内外を含め 183 か所もの実験施設に誤って生きた炭疽菌芽胞を送っていた。細菌を不活化する作業として γ 線照射で殺菌操作を行うのであるが、炭疽菌の場合、不活化処理の失敗率が 20％程度存在することが見過ごされており、発送前のサンプルで増殖能がないことが確かめられていたのは、わずか 5％程度の菌のみであった。米国外への移送先は、日本、韓国、英国、オーストラリア、カナダ、イタリア、ドイツであり、これらの地域にある米軍関連施設で利用されたものと考えられる。幸いなことに、感染事故の報告は上がっていないが、各実験施設では不活化済炭疽菌芽胞として取り扱われていたので、使用後の菌の廃棄についても適切でなかった可能性が残る。

5. SARS コロナウイルスの実験室感染例

　SARS コロナウイルスは 2002 年から 2003 年にかけて中国を中心に 8,098 人の感染

者がみられ、うち 774 人が死亡した。2003 年 7 月 5 日には一旦終息宣言が出されたが、その後実験室内感染が何例か報告されている。2003 年 9 月にシンガポールで、同 12 月には台湾で孤発感染例があり、2004 年 4 月には中国の北京及び安徽省で実験室内感染と思われる事例が発生し、合計 9 名の患者（うち 1 名死亡）が出た[5]。うち、安徽省の例は安徽医科大学の大学院生の女性が感染して肺炎で入院し、彼女を看病していた母親も感染し死亡した[6]。一方、北京の例は中国 CDC の国立ウイルス学研究所で研究を行っていた男性の研究生他であったが、安徽省の大学院生も同研究所で研究していたことが判明したため、ここが共通の感染ばく露場所であったと推定されている。このとき、中国衛生部は同研究所の実験室を閉鎖して、関係研究者と職員を医学的監察下に置いた。

引用文献

1）　N. Hawkes: Smallpox death in Britain challenges presumption of laboratory safety. *Science* 02 Mar 1979: Vol. 203, Issue 4383, pp. 855-856.

2）　Kelsey Piper: How deadly pathogens have escaped the lab – over and over again. Vox. Mar 20, 2019, 8:20am EDT
https://www.vox.com/future-perfect/2019/3/20/18260669/deadly-pathogens-escape-lab-smallpox-bird-flu

3）　Jocelyn Kaiser: Six vials of smallpox discovered in U.S. lab. Science. Jul. 8, 2014.
https://www.sciencemag.org/news/2014/07/six-vials-smallpox-discovered-us-lab

4）　Alison Young and Tom Vanden Brook: Pentagon: Poor testing led to Army shipping live anthrax. USA TODAY Published 4:00 p.m. ET July 23, 2015 ¦ Updated 7:42 p.m. ET July 23, 2015.
https://www.usatoday.com/story/news/nation/2015/07/23/army-anthrax-shipments-pentagon-army/30154545/

5）　国立感染症研究所感染症情報センター　重松美加、岡部信彦：SARS（重症急性呼吸器症候群）とは.
https://www.niid.go.jp/niid/ja/kansennohanashi/414-sars-intro.html

6）　中華人民共和国衛生部：安徽省で実験室感染の可能性のある SARS 症例が発生　北京でもさらに 1 例（要旨）IDSC
http://idsc.nih.go.jp/disease/sars/update113-CH.html

（四ノ宮成祥）

実験室における感染事故の原因について教えてください。

①実験室における感染事故の原因として考えられる感染経路は、主に経口摂取、経皮接種、経粘膜汚染、吸入（経気道）の4通りです。

②病原体の危険度に応じた封じ込め施設（Biosafety Level：BSL1 ～ 4）内で病原体を取り扱います。

③バイオセーフティに関する知識の習得、無菌操作や器具取扱い操作の習熟、過去の事故例の教訓の学習が重要です。

④感染事故を防ぐには、特に、エアロゾル発生の防止、微生物が入った容器の開封時間の短縮、針やメスなど尖った器具の取り扱い、PPE の脱装着の要領に注意を払う必要があります。

⑤ワクチンや予防薬・治療薬が利用できる病原体については、それらの事前準備が重要です。

⑥万一事故を起こした場合の検査体制、診断・治療法へのアクセス、除染方法を確認しておきます。

ポイント　実験室での感染事故例は予想以上に数多く報告されている。微生物を取り扱う実験において最も重要なことは、感染の危険性を最小限にするための事前準備と操作中の安全手順の順守である。そのためには、バイオセーフティ／バイオセキュリティに関する知識と技術の両面をしっかりと身に着けておくことが肝要である。また、過去の教訓についての学習も重要で、どのような環境や状況が事故に繋がったのかを検証し、予めリスクに応じた対策を準備する必要がある。

1．実験室における感染事故の原因微生物

　実験室での感染事故は、「Laboratory-Associated Infections and Biosafety（Sewell D.L. 1995）」[1] にその原因微生物が詳しく記載されている。3,921 例の感染事故例中で上位を占めるのは、ブルセラ（423 例）、Q 熱（278 例）、チフス（256 例）、肝炎（234 例）、野兎病（225 例）、結核（176 例）、皮膚真菌症（161 例）、ベネズエラ脳炎（141 例）、チフス（124 例）、オウム病（116 例）などとなっている。また、Singh による総説（2009 年）においては、世界で最も高頻度に死亡例の報告が見られる実験室感染事故の原因微生物は、チフス（20 例）、オウム病（10 例）、ブルセラ（5 例）となっている[2]。

一般に、実験室での感染事故例は研究開発上の必要性から利用されている病原体が上位に位置するため、社会で流行する感染症のパターンとは関係のない特定の病原体に偏っている。感染事故に関連する業務内容は、研究 58.8%、診断 17.3%、生産 3.4%、教育 2.7%、その他 17.8% の順である [3]。

2. 業務上の HIV 感染

米国 CDC における業務上の **HIV 感染事故** 101 例の解析（1992 年）[4] によると、職種別感染率は、看護師 25.7%、実験室のテクニシャン 24.8%、医師 12.8%、救急救命士 6.9%、歯科医・歯科衛生士 5.9% の順である。圧倒的に多い原因は、血液や体液などの検体の取り扱いに関連するもので、詳細な内訳は、注射針による **針刺し事故** 80%、鋭利な刃物による切り傷 8%、傷口への汚染 6% の順である。

3. 感染事故防止

感染事故防止のために重要な点は、微生物の基本的な取扱い技術を身に着けておくことである。特に、エアロゾル発生の防止、針やメスなど尖った器具の適切な取り扱い、適切な PPE の脱装着の要領は重要である。万一に備えて、ワクチン接種、予防薬の事前投与が勧奨されるほか、研究機関は、検査、診断、治療などのフォローアップ体制を充実させておく必要がある。

引用文献

1) Sewell, D.L. Laboratory-associated infections and biosafety. *Clin Microbiol Rev* **8**, 389-405（1995）.

2) Singh, K. Laboratory-acquired infections. *Clin Infect Dis* **49**, 142-147（2009）.

3) Pike, R.M. Laboratory-associated infections: summary and analysis of 3921 cases. *Health Lab Sci* **13**, 105-114（1976）.

4) From the Centers for Disease Control and Prevention. Surveillance for occupationally acquired HIV infection--United States, 1981-1992. *JAMA* **268**, 3294（1992）.

（四ノ宮成祥）

どのくらいの微生物量のばく露で感染が起きるのでしょうか？

①感染成立に必要な微生物の量は、微生物の種類によって大きく異なります。また、感染経路（経口、経皮、経気道＝吸入、経粘膜）が重要で、同じ病原体でも体のどの部位にばく露が起きるのかによって感染し易さが異なります。

②同一種類の微生物でも、強毒株と弱毒株があり、感染し易さや病原性が大きく異なります。

③ポリオウイルスや野兎病菌などのように非常に少ない個数で感染が成立するものがある一方で、コレラ菌などのように非常に多数を摂取しないと感染しないものもあります。

④感染機会は、環境粉塵からの吸入や接触以外に、ヒト→ヒト感染があるほか、動物を介しての感染（人獣共通感染症：Zoonosis）や昆虫を介した感染（昆虫媒介性疾患：Vector-borne diseases）など多彩です。

ポイント　微生物の感染成立の要件として、感染経路、感染微生物の量、微生物の定着度合い、生体の免疫機構（排除能力）などが関わってくる。一般に、正常な皮膚よりも粘膜や傷害のある部位から微生物は侵入しやすい。また、免疫不全、膠原病、悪性腫瘍、臓器移植、腎不全、糖尿病、高齢などの背景因子は、同じ感染症でも重篤化を招く要因となっている。

1. 微生物量（数）の計測法

微生物がどのくらいの量のばく露で感染が起きるのかを調べるためには、その個数を正確に計測する必要がある。また、物理計測上の個数は分かっても、それらが本当に分裂増殖する能力を保持しているのかどうかについては直ちにわからない。細菌は過増殖した場合、そのままの環境ではしばしば増殖能や生存率が大きく落ち込む。したがって、新たな環境に移して再度増殖に移行するステップを経ないと、感染力は回復しない。通常、微生物の数量を表す単位として細菌の場合には colony forming unit（cfu）、ウイルスの場合には plaque forming unit（pfu）を用いる。

2. 感染成立に必要な微生物量とは

生体への感染が成立するのに必要な微生物量については、Sewell らによる報告（1995）[1] が知られているほか、Belgian Biosafety Server の Laboratory-acquired infections and bio-incidents[2] にある記載から情報を得ることができる（表1）。これらは異なる情報源のものを統合して作成したものである。また、種々の異なる状況下での感染条件であることから、絶対的なものではなく飽くまでも参考値である。病原体は環境中で抵抗性のものから容易に失活するものまで種々あるので、実際の現場での感染の有無を推定するには、単純な感染量（菌数やウイルスの個数）だけでなく、感染時の微生物の状態も考慮されなければならない。

表1　感染成立に必要な微生物量

病原体名	感染経路	感染が成立する最小量（個）
Escherichia coli O157: H7（腸管出血性大腸菌）	経口摂取	10
Campylobacter jejuni（カンピロバクター）	経口摂取	10^2-10^6
Treponema pallidum（梅毒トレポネーマ）	皮内	57
Francisella tularensis（野兎病菌）	吸入	10
Bacillus anthracis（炭疽菌）	吸入	1,300
Mycobacterium tuberculosis（結核菌）	吸入	10
Coxiella burnetii（Q熱コクシエラ）	吸入	10
Salmonella typhi（チフス菌）	経口摂取	10^5
Shigella flexneri（赤痢菌）	経口摂取	180
Plasmodium falciparum（熱帯熱マラリア原虫）	静脈内	10
Vibrio cholerae（コレラ菌）	経口摂取	10^8
Yersinia pestis（ペスト菌）	吸入	100-500
Smallpox virus (Variola major)（痘瘡ウイルス）	経口摂取、吸入	10-100
Poliovirus（ポリオウイルス）	経口摂取	2
Influenza A2 virus（インフルエンザウイルス）	吸入	790

※感染が成立する最小量（個）とは、細菌の場合には cfu、ウイルスの場合には pfu を表している。

引用文献
1)　Sewell, D.L. Laboratory-associated infections and biosafety. *Clin Microbiol Rev* **8**, 389-405（1995）.
2)　Laboratory-acquired infections and bio-incidents. in *Belgian Biosafety Server*（2019）.
　　https://www.biosafety.be/content/laboratory-acquired-infections-and-bio-incidents

（四ノ宮成祥）

米国がバイオシールド法の下に行っている生物兵器対抗医薬品の国家戦略備蓄について教えてください。

> **Answer**
> ①バイオシールド法（Project BioShield Act）は 2004 年に成立した法律で、テロ対策に必要な医薬品の研究開発の促進、関連製品の確保・使用に関する手続きの迅速化を目的としています。
> ②生物兵器を含めた CBRN 対抗薬品の調達に必要な政府予算が認められており、政府が購入した医薬品が国家戦略備蓄（Strategic National Stockpile：SNS）として納入されています。
> ③国家薬剤備蓄には、炭疽菌、天然痘、ボツリヌス菌、エボラ出血熱ウイルス等に対抗する医薬品が備蓄されています。

> **ポイント**
> 国家戦略備蓄（SNS）は、その前身が 1999 年に設置された。2001 年の 9.11 テロでは現場となったニューヨーク市に 7 時間以内に医薬品を提供し、炭疽菌郵送テロでもワシントン DC をはじめとした 11 州（50 か所）に 5 時間以内にワクチン等を送り届けた。また、SNS は CBRN テロ対処のみならず、洪水、ハリケーン、インフルエンザのパンデミック時にも医薬品を拠出している。

1.　バイオシールド法とは

　バイオシールド法は、ジョージ・ブッシュ（George W. Bush）大統領が 2004 年 7 月に署名して成立した。2001 年の 9.11 テロ及び炭疽菌郵送テロを受けて、米政府は CBRN（化学剤・生物剤・放射性物質・核兵器）テロ時の診断、薬剤、ワクチン、治療等を強化する必要性を認識していたことから整備された[1]。同法は、テロ対策に必要な医薬品等の研究開発促進、関連製品の確保・使用に関する手続きの迅速化を目的としており、保健福祉省（HHS）に以下の権限を与えている[2]。

- ・　テロ対策医薬品の調達、雇用、研究資金の手続きの緩和
- ・　CBRN テロリズムに対抗するための医薬品等の調達・市場保証
- ・　食品医薬局（FDA）に認可されていない薬剤等の緊急使用許可

　CBRN 事態は頻繁に発生せず、テロ発生時のみに医薬品を供給することでは、マーケットが限定的で製薬企業等にとっては経済的なインセンティブが働かない[1]。同法では、企業の参入を促す目的でテロ対策に必要な医薬品を政府が購入することを保証している[3]。

2.　国家戦略備蓄とは

　バイオシールド法により、米政府の 2004 ～ 2013 年度（※ 2013 年に 2018 年まで

の延長が認められた）の CBRN 対抗薬品の調達予算として 56 億米ドルが認められており、国家戦略備蓄（SNS）として医薬品を納入している。SNS は元々、**国家薬剤備蓄（National Pharmaceutical Stockpile）** として 1999 年に設置され、炭疽菌、天然痘、ボツリヌス菌、ペスト、ウイルス性出血熱及び野兎病に対する大量の医薬品を備蓄し、緊急時には 12 時間以内に必要な地域に搬送される。9.11 以降、一連の公衆衛生に関する取組が強化されるのに伴い、2003 年に SNS に名称が変更された[4]。なお、SNS は国内の複数箇所で保管されており、バイオシールド法により、少なくとも以下の対抗薬品が企業から調達されている（表1）。

表1　プロジェクト・バイオシールド法で調達された医薬品 [1)3)5)]

脅　威	内　容	費用（米ドル）
炭疽菌	ワクチン	6億9,100万
	治療薬2種類	4億7,800万
天然痘	ワクチン	5億500万
	治療薬	4億3,300万
ボツリヌス菌	ボツリヌス抗毒素	4億1,400万
核・放射線物質	安定化ヨウ素剤	1,800万
	治療薬	2,200万
エボラ出血熱ウイルス	ワクチン	8,390万
	モノクローナル抗体	8,630万

引用文献
1) Frank Gottron, 'Project BioShield: Authorities, Appropriations, Acquisitions, and Issues for Congress', *Congressional Research Service*（CRS）*Report for Congress*（May 27, 2011）, pp. 2-5.
2) 齋藤智也、竹内勤「米国の対バイオテロリズム研究開発政策：対バイオテロ医薬品開発に向けたプログラム」『染症学雑誌』第 83 巻第 1 号（平成 21 年 1 月 20 日）。
3) 天野修司「米国の医療及び公衆衛生政策の変遷－バイオテロの脅威が与えた影響」長崎大学国際連携研究戦略本部『バイオセキュリティの向上に資する 公衆衛生措置に関する調査研究報告書』平成 23 年度文部科学省委託事業安全・安心科学技術プロジェクト（平成 24 年 3 月）。
4) The U.S. Department of Health and Human Services（HHS）, Stockpile Responses. https://www.phe.gov/about/sns/Pages/responses.aspx
5) 'Project BioShield adds Ebola vaccines, drugs to US stockpile', *CIDRAP News*（October 2, 2017）. http://www.cidrap.umn.edu/news-perspective/2017/10/project-bioshield-adds-ebola-vaccines-drugs-us-stockpile.

（須江秀司・四ノ宮成祥）

CDC によるバイオテロ病原体のカテゴリー分類について教えてください。

①バイオテロ病原体は、公衆衛生上の脅威と対応の優先順位に従って A、B、C の３つのカテゴリーに分類されています。
②多くの場合、この分類に従ってバイオテロ対処の方策が考えられています。

ポイント　1990 年代のバイオテロへの関心の高まりを受け、米国疾病管理予防センター（US Centers for Disease Control and Prevention：CDC）がバイオテロへの対応強化に関する議論の中心となり、バイオテロに使用される可能性のある病原体のリストを更新した[1]。

1. カテゴリー A

　バイオテロ対策上、優先順位の最も高い病原体や毒素である。容易に拡散させることができ、ヒト-ヒト感染が成立し、かつ発症した場合の致命率が高い。住民のパニックや社会的混乱を引き起こすなど、公衆衛生上大きな影響を与えるため、特別な準備が必要である。国家安全保障上のリスクとなるため、ワクチンや治療薬の整備が求められている。具体的には、次の病原体（学名等）が挙げられる。

- 炭疽菌（*Bacillus anthracis*）
- ボツリヌス毒素（*Clostridium botulinum toxin*）
- ペスト菌（*Yersinia pestis*）
- 天然痘ウイルス（*Poxvirus variolae* のうち特に *variola major*）
- 野兎病菌（*Francisella tularensis*）
- ウイルス性出血熱の病原体
  - フィロウイルス科：エボラウイルス（*Zaire ebolavirus* など）やマールブルグウイルス（*Lake Victoria marburgvirus*）
  - アレナウイルス科：ラッサウイルス（*Lassa virus*）やマチュポウイルス（*Machupo virus*）など

2. カテゴリー B

　カテゴリー A に準じた対策が必要な病原体や毒素である。これらは中程度に拡散させやすく、中等度の罹患率と致命率を示す。CDC による検査診断能力の向上と疾病サーベイランスの強化が必要と判断される。この中には、次の病原体（学名等）が

含まれる。

- ブルセラ属菌（*Brucella species*）
- ウェルシュ菌イプシロン毒素（*Clostridium perfringens ε toxin*）
- 食品安全の脅威となる病原体：
- サルモネラ属菌（*Salmonella species*）、腸管出血性大腸菌 O157:H7（*Escherichia coli* O157:H7）、赤痢菌（*Shigella*）
- 鼻疽（*Burkholderia mallei*）
- 類鼻疽（*Burkholderia pseudomallei*）
- オウム病クラミジア（*Chlamydophila psittaci*）
- Q 熱（*Coxiella burnetii*）
- リシン毒素（Ricin、トウゴマ *Ricinus communis* から抽出）
- 黄色ブドウ球菌腸管毒素 B（*Staphylococcus aureus* enterotoxin B）
- 発疹チフス（*Rickettsia prowazekii*）
- ウイルス性脳炎の病原体：
  トガウイルス科アルファウイルス属：
    東部ウマ脳炎ウイルス（*Eastern equine encephalitis virus*）、ベネズエラウマ脳炎ウイルス（*Venezuelan equine encephalitis virus*）、西部ウマ脳炎ウイルス（*Western equine encephalitis virus*）など
- 水の安全性への脅威となる病原体
  コレラ菌（*Vibrio cholerae*）、クリプトスポリジウム（*Cryptosporidium parvum*）

3. カテゴリー C

　カテゴリー B に続いて優先度が高い。病原体の入手、生産、散布が容易であることに加え、罹患率と致命率が高く、健康への大きな影響をもたらす可能性があることから、大量拡散が危惧される。これには、新興感染症の原因となる次の病原体（学名）が含まれる。

- ニパウイルス（*Nipah virus*）
- ハンタウイルス（*Hantavirus*）など

引用文献
1) US CDC. Bioterrorism agents/diseases. https://emergency.cdc.gov/agent/agentlist-category.asp（2019 年 12 月アクセス）

（金山敦宏）

生物剤の迅速検査法について教えてください。

①生物剤の散布にはドローンを使ったエアロゾルでの空中散布などが考えられます。この際、エアロゾルを吸入後、効率よく肺全体に到達させるには粒子径を1〜5μmに揃える必要があり、これより大きくても小さくても、粒子はうまく肺内で一様に拡散しません。均一なエアロゾル粒子の作製には高度な技術が必要で、国家レベルで取り組める研究所が必要です。

②そのような専門家集団では通常の検知器には反応せず、かつ通常の薬剤に耐性の生物剤を作る能力があると予想できます。本格的なバイオテロ攻撃では、現有の検知器や薬剤に反応しない剤が用いられる恐れがあります。

③専門家集団が行うバイオテロでは、現場での生物剤や解毒剤の迅速な同定は困難と予想されますが、初動部隊の現場への進入にはやはり解毒剤が必須です。現在、細菌の呼吸をリアルタイムに測定し、これに抗生剤（解毒剤）を添加して呼吸の変化をみて感受性の有無を現場で迅速診断する小型チップを開発中です（図1）。活性（毒性）の高い細菌はエネルギーを呼吸で獲得する必要があり、バイオテロで使われるような活性の高い細菌を広く網羅できると期待しています。

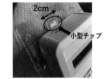

図1　薬剤感受性迅速診断チップ

ポイント　バイオテロへの対処を考えた時、過去に生物剤として開発された種々の剤の検出法や解毒剤について対応を練ることは重要である。最も考えられるシナリオはドローンによるエアロゾルの空中散布だが、これには粒子径を1〜5μmに均一化する必要がある。対策としては、まず、大気中の浮遊物の粒子径と個数を測定する粒子計測器を用いて、人工的なエアロゾルの存在を検知する。次に標的粒子を特異的に大気中より採取し、微生物かどうか、さらにDNAを解析してどの生物剤か、また薬剤耐性遺伝子の有無などを診断する。1991年の湾岸戦争以来、数多くの企業が粒子計測器やDNAシークエンサー、PCRの迅速診断機器を開発してきたが、これらはほとんど全て、米国防総省が一般に公開した生物剤のデータを基にしており、テロリストも熟知している情報である。本格的なバイオテロ攻撃では、おそらく均一なエアロゾル粒子が使われるが、検知機器に反応しない。また、既存の薬剤には耐性のある生物剤が散布され、さらには誤検知される大量のデコイ（囮の細菌）が混じっていると予想する。このよ

うな事態に対処するため、初動
対処に必須の解毒剤の迅速診断
に着目した。生命体の活動に必
要な呼吸活性を小型チップで測
定し、これに抗生剤などの薬剤
を添加し、呼吸が抑制されれば
有効と判定する。呼吸を評価す
るので数分以内に判定できる。
本チップを用いてオンサイト（現
場）で判定し、その後に後方で、
生物剤の特定や薬剤感受性の確定を従来法にて行うことを考えている（図2）。

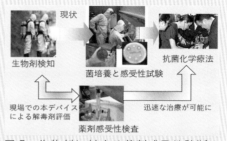

図2 生物剤に対する薬剤感受性診断の
迅速化

1. 細菌の呼吸活性に着目した薬剤感受性迅速診断チップ

　細菌は好気性代謝（呼吸）もしくは嫌気性代謝でエネルギーを得る。嫌気性代謝
は1つのグルコースからエネルギー源であるATPを2個しか作れないが、好気性代
謝では38個のATPが作れてエネルギー効率が非常によい。バイオテロで用いる細
菌が強力な毒性を発揮するには相当量のエネルギーが要るため、好気性代謝、すなわ
ち酸素を消費して呼吸する必要がある。菌の活性を酸素消費量で測定し、抗生剤など
の薬剤を添加して酸素消費量の変化を測定することで解毒剤の有効性を数分以内に判
定できるチップを開発している。本チップは感染症患者の起炎菌の薬剤感受性迅速診
断にも応用でき、有用性が大きいと期待される。

2. 公表されているバイオテロに使用可能な細菌の同定システム

　バイオテロに用いられる可能性がある病原体として、米国疾病管理予防センター
（CDC）はカテゴリーA〜Cの21種類の細菌やウイルス、毒素を公表している。こ
れら病原体の迅速な遺伝子解析や薬剤耐性遺伝子の迅速判定システムは進歩が著し
く、現在では数時間以内に判定ができる（Verigeneシステム、日立ハイテクノロジー
ズ）。しかし、これらは遺伝子解析の手法を用いるため、遺伝子改変により本システ
ムが対応できない菌がバイオテロに使われると事態対処に混乱を来す恐れがある。

（木下　学）

秘匿的攻撃(Covert attack)と明示的攻撃(Overt attack)の違いを分かりやすく教えてください。

①秘匿的攻撃（Covert attack）とは、人知れず行われる攻撃のことで、秘密工作員が密かに生物剤を散布したり、感染した動物や衛生害虫を放出したりするような攻撃のことを指します。
②一方で明示的攻撃（Overt attack）とは、その攻撃の存在が明らかな場合で、航空機からの爆弾投下、砲弾・ミサイル攻撃、ドローンによる散布などがあります。
③秘匿的な攻撃が行われたのちに、テロ組織などから犯行声明が行われる場合もあります。

ポイント　生物戦では、砲弾、ミサイルとして準備されることが多いので明示的攻撃になることが多い。1975 年に生物兵器禁止条約が発効して以降は、保有していることそのものが条約違反であり、抑制的である。しかしながら、テロ組織が行う攻撃は本条約とは関係がないため、明示的、秘匿的の両方が行われる可能性がある。

1.　生物剤・生物兵器の使われ方

　生物剤・生物兵器は、**ジュネーブ議定書**（1925 年）にはその使用が、**生物兵器禁止条約**（1975 年）には開発、生産、貯蔵、移譲などが禁止されており、国家間の戦争や紛争では使用が抑制的である。しかしながら、テロ組織はそのような縛りがないために使用される可能性がある。図 1 のように航空機からの爆弾投下・噴霧、生物兵器搭載の砲弾・ミサイル、無人航空機・ドローンによる散布、地上（又は車両から）脳散布・噴霧、水道・レストランの汚染、封筒・郵便物を用いたもの、感染した昆虫・動物の放出、感染した人の自爆などが考えられる。

2.　秘匿的攻撃の特徴

　秘匿的攻撃の場合には、各地での散発的な患者発生によって初めてテロの存在が浮き彫りとなるため、すべての対応が後手とならざるを得ない。患者は、軽症の場合は直接かかりつけ医を受診するだろうが、重症であれば中核医療施設へ直接搬送されることになる。その際に、ヒト-ヒト感染する場合は、医療・救急のスタッフ、入院・外来患者等での二次感染のリスクが高くなる。保健当局による疫学調査によってばく露日やばく露地の推定が行われるが、公安当局との連携や役割分担の在り方が今後の

課題である。一般市民に対しては、メディアを活用して早急かつ広範囲に情報提供を行うとともに、強化サーベイランスへの協力を依頼しなければならない。

3. 明示的攻撃の特徴

　明示的攻撃が行われた場合には、現場で直ちに生物剤の検知が行われ、それが"本物である"とわかり次第、無毒化処置と地域除染が行われる。生物剤にばく露された者に対しては、除染（脱衣）した後に、予防内服やメンタルヘルスが行われるとともに、健康監視により発症がモニターされる。その際に予め地域の医療機関に受け入れの打診を行っておく必要がある。一般市民に対しては、パニック防止に加えて市民の協力による情報提供を促すためのリスクコミュニケーションが重要である。

	生物戦争	バイオテロ	明示的攻撃	秘匿的攻撃
1　航空機からの爆弾投下・噴霧			✓	
2　生物兵器搭載の砲弾・ミサイル			✓	
3　無人航空機・ドローンによる散布			✓	
4　地上（又は車両から）での散布・噴霧				✓
5　水源、レストランの汚染				✓
6　封筒・郵便物を用いたもの			✓	
7　感染した昆虫、動物の放出				✓
8　感染した人の自爆				✓

図1　生物剤の用いられ方

引用文献
1)　加來浩器. オリンピックに向けたバイオテロ対策. 内科 ,2019：125(1)．123 - 126
2)　加來浩器. バイオテロへの備え. 中毒研究. 32(1)．30-35.2019

（加來浩器）

バイオテロで用いられる細菌にはどのようなものがありますか？

①バイオテロで用いられる生物剤は、被害が大きく、対処が困難となるものの中から、剤の管理や保管が容易で低コストなもの、過去に使用実績があるものが候補として挙げられます。（古典的な生物剤）

②特に炭疽菌、野兎病菌、ペスト菌、ボツリヌス菌、鼻疽菌、類鼻疽菌、Q熱リケッチア、発疹チフスリケッチア、ブルセラ菌等が重要です。

③遺伝子改変などのバイオテクノロジーを利用して、薬剤耐性菌が使用されることも考慮しなければなりません。

④ただし最近はテロの実行の容易性を重視して、身近に存在する病原体（サルモネラ菌、ノロウイルスなど）が使用される可能性があることに注意が必要です。

ポイント 炭疽菌は、ヒト−ヒト感染しないが、環境中で芽胞を形成し安定的に存在することができる、散布する形に加工しやすい、吸入炭疽では致死性となるなどの理由から、バイオテロで使用される可能性が高い微生物である。ボツリヌス菌が産生する毒素は、史上最強の毒素である。

1. 炭疽菌

世界各地の土壌中に炭疽菌が確認できるが、高濃度汚染地帯の地中海沿岸、中東、南アジアに及ぶ地区は炭疽ベルトと呼称されている。芽胞を形成するため環境中で安定的に存在することができる。体内に取り込まれると、肺炭疽、腸炭疽、皮膚炭疽、髄膜炭疽などの病態をとる。2001年には、米国で芽胞入りの封筒用いた**郵便テロ**が行われたことがある。

2. 野兎病菌

北米のみでみられる *F. tularensis* subspecies *tularensis*（type A）と北半球に広く分布する subspecies *holarctica*（type B）に分けられる。ダニ、アブ等の刺咬、感染動物との接触などの感染経路があるが、テロではエアロゾル散布や水や食品などの汚染などが考えられる。

3. ペスト菌

ペスト菌は、アフリカ、アジア、アメリカ大陸の山岳部などの世界各地に自然感染病巣があり、げっ歯類に寄生しているノミが媒介動物である。エアロゾル化された

菌の吸入で肺ペストが発生する。WHO は最も悪いシナリオとして、500 万人以上の都市にペスト菌 50kg を散布し、15 万人が感染し 3 万 6 千人が死亡する可能性があると予想している。

4．ボツリヌス菌

ボツリヌス菌は世界中の土壌や海底堆積物に広く分布している。通常、発熱はなく、急性の両側性に下降性の筋力低下で始まるが、意識障害や感覚神経障害は見られない。芽胞そのものよりは毒素の空気中への散布または水や食品等への汚染の可能性が高い。

5．サルモネラ菌

動物の腸管、自然界（川、下水、湖など）に広く分布し、生肉、特に鶏肉、鶏卵、牛肉が汚染されていることが多い。菌は乾燥に強く、ごく少量でも感染が成立することがわかっており、入手の容易性から使用される可能性が高い。1984 年に米国でカルト教団がレストランのサラダバーを汚染させたテロが発生している（Q34 参照）。

表1　バイオテロの存在を考慮すべき感染症（細菌性）

和名	WHO (1970) [1]	USCDC (2000) [2]	WHO (2004) [3]	USHHS/USDA (2012) [4]	
				HHS	DA
炭疽菌	○	A	○	◎	◎
鼻疽菌	○	B	○	◎	◎
類鼻疽菌	○	B	○	◎	◎
セレウス菌				◎	
ボツリヌス毒素産生性クロストリジウム属菌		A	○	◎	
野兎病菌	○	A	○	◎	
ペスト菌	○	A	○	◎	
Q熱リケッチア（コクシエラバーネッティ）	○	B	○	○	
発疹チフスリケッチア	○	B	○	○	
炭疽菌（パスツール株）				○	○
ブルセラ属菌（アボータス、メリテンシス、スイス）	○	B	○	○	○
マイコプラズマ（カプリコラム、ミコイデス）					○
腸チフス菌	○	B			
サルモネラ属菌	○	B			
赤痢菌		B			
腸管出血性大腸菌O157：H7		B			
コレラ菌		B			
オウム病クラミジア		B			
ロッキー　山紅斑熱リケッチア	○				

1）WHOが生物兵器禁止条約に先立ち作成
2）米国のCDCがオウム真理教によるテロの後に作成
3）WHOが米国での炭疽菌テロ後に作成
4）米国の保健福祉省と農務省が共同で作成、◎は特に重要なもの

引用文献
1）加來浩器．バイオテロへの備え．中毒研究．32（1）．30-35.2019
2）日本感染症学会ホームページ：感染症クイック・リファレンス

（加來浩器）

Q45　吸入炭疽の臨床症状について教えてください。

 A nswer
①吸入炭疽（inhalation anthrax）は肺炭疽（pulmonary anthrax）ともよばれ、炭疽の3つの病型（皮膚炭疽、腸炭疽、吸入炭疽）のなかで症状が最も重いことが知られています。
②初期症状はインフルエンザ様症状ですが、数日以内に著しい呼吸困難に陥り、無治療の場合には急速に悪化して致命的となります。

ポイント　初期症状はウイルス性上気道感染症の症状に似ており、その後劇症の経過をたどる。したがって、患者に炭疽菌へのばく露機会があった可能性がある場合は、吸入炭疽を強く疑う必要がある。

1.　臨床症状

典型的な初期症状は、発熱、乾性咳嗽、筋肉痛、全身倦怠感などであり、急性ウイルス性上気道感染症、あるいは他の原因による非定型肺炎の症状に類似する（表1）[1]。胸部X線画像の所見は縦隔の拡大と顕著な胸水であり、出血性縦隔炎の徴候である。1～3日で呼吸困難、激しい咳、悪寒を伴う劇症の経過をたどり死に至る。髄膜に定着し出血性髄膜炎を起こすこともある。吸入炭疽の致命率は45%、髄膜炎では92%と報告されている[2][3]。

表1　吸入炭疽の典型的な症状[4]

・発熱、悪寒	・吐気、嘔吐、胃痛
・胸部不快感	・頭痛
・息切れ	・多汗
・錯乱やめまい	・極度の疲労感
・咳	・体の痛み

2.　歴史的事例から得られる知見

英国グルーナード島での動物実験や、旧ソビエト連邦スヴェルドロフスク市の軍事施設での事故によれば、炭疽菌芽胞がエアロゾルとして大気中に散布されると、はるか風下に飛散し呼吸障害を引き起こす可能性がある[1]。

スヴェルドロフスク事例では、発症した患者の約2割のみが回復した。患者の最頻潜伏期間は約10日、最長で6週間であった。極少量の芽胞が取り込まれた場合、潜伏期間は長期に及ぶと考えられる。症状の発現から死亡までの時間は1～10日で、

平均日数は3日であった。これらの症例が肺炎を伴っていたかどうかは不明であるが、少なくとも剖検例では**壊死性出血性肺炎**が観察されており、そこで感染が起きていた可能性がある。気管や気管支では粘膜下に出血が起き、気管支周囲リンパ節の出血と壊死を伴っていた。出血性縦隔リンパ節が原発病変であり、胃腸や髄膜病変は血行性に伝播したものと考えられる。24歳未満の症例がいなかったことや霊長類での実験結果を総合すると、吸入炭疽に対する感受性には大きな個人差があると推測される。

3. 鑑別疾患

　初期症状はインフルエンザ様症状であり、マイコプラズマ肺炎、レジオネラ肺炎、オウム病などの非定型肺炎が鑑別疾患に含まれる（表2）。末期における胸部X線画像での縦隔拡大を伴う心血管虚脱は、解離性または破裂性大動脈瘤および上大静脈症候群などの非感染性疾患との鑑別が必要となる。感染初期に縦隔の変化がみられる点では、カプスラーツム型ヒストプラズマ症（真菌感染症の一種）での縦隔炎に類似する。

表2　吸入炭疽の鑑別疾患 [1]

・急性細菌性縦隔炎	・ヒストプラズマ症
・マイコプラズマ肺炎	・コクシジオイデス症
・レジオネラ症	・破裂性大動脈瘤
・オウム病	・上大静脈症候群
・野兎病	・珪肺症
・Q熱	・サルコイドーシス
・ウイルス性肺炎	

引用文献

1) Dixon TC *et al.*, Anthrax. *New England J Med*. 341 (11) :815-826, 1999.

2) Holty J *et al*. Systematic review: a century of inhalational anthrax cases from 1900 to 2005. *Ann Intern Med* 144:270-280, 2006.

3) Katharios-Lanwermeyer S *et al*. Identifying meningitis during an anthrax mass casualty incident: systematic review of systemic anthrax since 1880. Clin Infect Dis 62:1537-1545, 2016.

4) US CDC. Anthrax Symptoms. https://www.cdc.gov/anthrax/basics/symptoms.html （2019年12月アクセス）

（金山敦宏）

炭疽菌の毒素の作用メカニズムについて教えてください。

①炭疽菌は増殖時に３つの外毒素を産生します。
②外毒素は感染初期に自然免疫の機能低下をもたらし、末期には主に心筋や血管平滑筋を標的とします。

ポイント　炭疽菌毒素として、防御抗原 (protective antigen: PA)、致死毒 (lethal factor: LF)、浮腫毒 (edema factor: EF) の３つが知られている。致死毒や浮腫毒は防御抗原と複合体を形成し、防御抗原の主な受容体であるCMG2を介して宿主細胞内へ取り込まれる。血管内皮細胞への作用が重要という従来の推測が覆り、致死毒素が自然免疫担当細胞内のシグナル伝達経路を遮断することでその機能低下をもたらして炭疽菌の全身への拡散を促す。末期には致死毒素が心筋細胞や血管平滑筋細胞、浮腫毒素が肝細胞を標的とするというモデルが提唱されている。

1. 炭疽菌芽胞の侵入と発芽

炭疽菌芽胞の直径は約 $1 \sim 2 \mu$m で、吸入されると容易に肺胞腔へ到達し沈着する。肺は初期にばく露を受ける臓器であるが、吸入炭疽は典型的な肺炎とは見なされず、むしろ、全てではないがほとんどの場合、肺に感染像は見られない。芽胞は肺胞マクロファージに取り込まれた後、縦隔および気管支周囲のリンパ節に運ばれ、炭疽菌はそこで増殖する。

2. 毒素産生

炭疽菌が産生する主要な病原因子として、まず莢膜（capsule）が挙げられる。莢膜は γ-ポリ-D-グルタミン酸を主成分とし、マクロファージへの貪食に対し抵抗性を示す。また、防御抗原、致死毒、浮腫毒という３つの外毒素（exotoxin）を産生する[1]。炭疽菌は単一の染色体のほかに２つの大きなプラスミドを持っており、３つの外毒素は182 kDa の毒素プラスミド pXO1 に、莢膜は 96 kDa の莢膜プラスミド pXO2 にコードされている。野外から分離される強毒株は、通常この２種類のプラスミドの両方を保有する。

外毒素は、いずれも単体では毒性が発揮されない。LF や EF は PA と複合体を形成し、それぞれ致死毒素（lethal toxin: LT）、浮腫毒素（edema toxin: ET）とよばれる形となって作用する。

3. 推測される毒素の作用メカニズム

　炭疽菌から分泌された PA は、おそらくは細胞膜上のペプチダーゼ furin により、PA63 と PA20 にプロセシングされる。PA63 は LF や EF と複合体を形成する一方で、受容体である capillary morphogenesis protein 2（CMG2）と結合し6量体を形成する。PA の受容体として tumor endothelium marker 8（TEM8）が知られているが、ノックアウトマウスの実験から、発症には主に CMG2 が関わっているものと推測される。

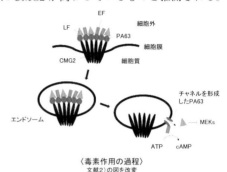

〈毒素作用の過程〉
文献2)の図を改変

　PA63/LF/EF 複合体はエンドサイトーシスにより細胞内へ取り込まれる。エンドソーム内の酸性条件下で PA63 はチャネルを形成し、LF や EF がそこを通過して細胞質内へ放出される（右図）。ただし、PA のプロセシング、受容体への結合、LF や EF との複合体形成、6量体形成の順序についての報告は様々で、定説はまだ確立していない。

　LF は亜鉛依存性メタロプロテアーゼドメインをもち、MEK1/4/6/7 を切断することで、生体防御に関与する ERK、p38、および JNK シグナル伝達経路を遮断する。結果として、好中球、マクロファージ、樹状細胞、マスト細胞等の機能が低下し自然免疫が損なわれる。臓器特異的 CMG2 ノックアウトマウスへの LT 投与実験から、LT は初期の自然免疫への影響のみならず、疾病末期の心筋細胞や血管平滑筋細胞をも標的としている可能性が高い。一方、EF はカルモジュリン依存性アデニル酸シクラーゼとして働き、主に肝細胞内に過剰量の cAMP を生成し、おそらく ATP 欠乏状態も関与して、肝臓で浮腫を生じる。ただし、宿主に及ぼす影響は LF よりも低いと推測される。

　したがって、創薬の観点からは、主に PA プロセシングや LF 活性化を如何に制御するかについての研究が進められている。

引用文献
1）　国立感染症研究所 . 炭疽とは .
　　https://www.niid.go.jp/niid/ja/kansennohanashi/435-anthrax-intro.html
2）　Liu S *et al., Trends Microbiol.* 22（6）: 317-325, 2014.

（金山敦宏）

炭疽菌に対するワクチンと治療薬について教えてください。

 ①欧米で開発された死菌ワクチンや、ロシアや中国の生ワクチンが存在します。
②米国製ワクチン AVA のばく露前予防は、3 回の初回免疫と 2 回の追加免疫が基本スケジュールで、その後、ばく露リスクに応じた追加免疫を考慮します。
③治療薬は、薬剤耐性と合併症の有無により選択します。

ポイント　2019 年 12 月、炭疽ワクチンのばく露前予防やばく露後予防について、米国予防接種諮問委員会（CDC Advisory Committee on Immunization Practices: ACIP）が推奨内容を更新した。 ばく露前予防の基本スケジュール終了後の追加免疫は、ばく露リスクの低い者に対しては毎年ではなく 3 年毎とすることや、集団緊急接種時の工夫に加え、ばく露後予防時にワクチンと併用する抗菌薬の推奨投与量・期間が示されている。

1. ワクチンの概要

　死菌ワクチンとしては、米国の anthrax vaccine adsorbed（AVA）（水酸化アルミニウム吸着濾過）や、英国の anthrax vaccine precipitated（AVP）（アルミニウム沈殿濾過）がある。いずれも莢膜非産生、毒素産生株の濾過滅菌培養上清であり、protective antigen（PA）に対する IgG 抗体が産生され、毒素の中和抗体として働く。生ワクチンは、ロシアや中国で製造されている。わが国では、ヒトに対する炭疽ワクチンは承認されていない。

　2015 年、米国食品医薬品局（Food and Drug Administration: FDA）は炭疽菌へのばく露のリスクが高い 18〜65 歳の成人に対する炭疽ワクチン（AVA）（BioThrax, Emergent BioSolutions 社）のばく露前予防（PrEP）を承認した。その内容として、接種スケジュールについては、筋注（IM）0.5 mℓを初回免疫として 0、1、6 か月後、さらに初回免疫終了後 6 か月、12 か月、および 1 年毎の追加免疫である。AVA のばく露後予防（PEP）では、炭疽菌エアロゾルへのばく露の疑いまたは既知のばく露歴をもつ 18〜65 歳の成人向けに、抗菌薬との組み合わせで投与する。ばく露後速やかに開始し、0、2、および 4 週間後に 0.5 mℓを皮下投与（SC）する。子供、妊娠中の女性、授乳中の母親、および高齢者（66 歳以上）に対しては、適切な緊急使用規制条項の下で使用可能である。副反応としては、頭痛、発熱、疲労、関節痛、

接種部位の発赤や腫れ等が報告されている。なお、IM と SC の投与方法を混合した場合の免疫への影響に関するデータはないが、どちらの方法も適切な免疫を付与するため、悪影響を与える可能性は低い。

2. 最新情報（2019 年 12 月）[1]

米国 CDC は 2019 年 12 月、予防接種諮問委員会（ACIP）の 2009 年勧告を更新した。

1）推奨される PrEP

炭疽菌へのばく露リスクの高いヒトへのスケジュールは、筋注（IM）0.5 mℓ を初回免疫として 0、1、6 か月後、さらに初回免疫終了後 6 か月、12 か月、および 1 年毎の追加免疫である。スケジュールが中断された場合、最初から再開する必要はない。初回免疫が完了していれば、適切な個人保護具等を用い、危険性の高い地域で作業することが可能であり、陽転化の確認は不要である。対策が破綻しエアロゾル化した炭疽菌芽胞へのばく露が起きた可能性がある場合、PrEP の如何に関わらず、PEP と予防内服を組み合わせた 30 日コースが推奨される。

炭疽菌へのばく露リスクの低いヒトで、既に初回接種が完了している場合は、3 年毎の追加接種により免疫は維持される。過去 1 年以内に追加接種を受けていないが高リスク地域へ入るヒトに対しては、IM 接種後 2 週間待ってから作業を開始する。直ちにばく露リスクの高まるヒトは、追加接種に加え予防内服を 2 週間実施する。ばく露リスクの高い地域に長期滞在する場合は、1 年以内の追加接種が必要となる。

2）推奨される PEP

ACIP は、18 ～ 65 歳の成人に使用する AVA を一連の抗菌薬と併用することを推奨している。AVA を、ばく露後 0、2、および 4 週間後に SC で 0.5 mℓ を投与する。抗菌薬は、ペニシリン感受性株に対しては、シプロフロキサシン 500 mg を 12 時間毎、ドキシサイクリン 100 mg を 12 時間毎、レボフロキサシン 750 mg を 24 時間毎、モキシフロキサシン 600 mg を 24 時間毎、クリンダマイシン 600 mg を 8 時間毎、ペニシリン耐性株については、アモキシシリン 1,000 mg を 8 時間毎、あるいはペニシリン VK500 mg を 6 時間毎、以上のうちいずれか一つを選択する。

抗菌薬の投与期間は、健常者に対しては、AVA 接種開始と同時に開始していれば 42 日間、あるいは最後の AVA 接種から 14 日間のいずれか遅い方とし、60 日を超えないものとする。免疫抑制状態の者、65 歳以上の者、妊婦、17 歳以下の子供に対しては 60 日とする。

なお、大人数への接種が必要であるにもかかわらず実現が困難な場合の対処方法が示された。

(ア)　SC が困難である場合には IC を選択すること

(イ)　ワクチン量が不足する場合には、上記の <0, 2, 4 週×0.5 mℓ> の代わりに <0, 2 週×0.5 mℓ>、<0, 4 週×0.5 mℓ>、あるいは <0, 2, 4 週×0.25 mℓ> を選択することで、50% あるいは 100% の接種者数増加が見込める。

3）ワクチンの開発状況

　第2世代ワクチンとして、Emergent BioSolutions 社製の **AV7909**（AVAと CpG7909 アジュバント）が第3相試験中である。CpG7909 が Toll like receptor 9 に結合し免疫応答を増強する。臨床評価段階にある PEP スケジュールは、AVA 0.5 mℓ と CpG 7909 アジュバント 0.25 mg を IM で 0、2 週間後に接種し、抗菌薬予防内服を併用する。

3．治療薬

　髄膜炎の合併の有無により治療で用いる抗菌薬が異なる[2]。ペニシリナーゼを産生しない炭疽菌は、ペニシリン系薬剤、クロラムフェニコール、テトラサイクリン、エリスロマイシン、ストレプトマイシン、フルオロキノロン系薬剤等の多くの抗菌薬に感受性がある。一方で、セフェム系薬剤、ST 合剤には自然耐性である。なおペニシリナーゼ産生株の報告があるため、感受性が判明するまではペニシリン系薬剤単剤での治療は行わない。

　抗菌薬以外の治療薬も開発と実用化が進んでいる。米国 FDA は 2015 年に免疫グロブリン製剤（Anthrasil）を、2016 年には PA を標的にした抗毒素ヒトモノクローナル抗体 Anthim（Obiltoxaximab）を承認した[3]。

引用文献

1)　Bower WA et al., Use of anthrax vaccine in the united states: recommendations of the advisory committee on immunization practices, 2019. *MMWR.* 68（4），2019.
2)　国立感染症研究所．炭疽とは．
　https://www.niid.go.jp/niid/ja/kansennohanashi/435-anthrax-intro.html
3)　US FDA. Products approved for anthrax. https://www.fda.gov/drugs/bioterrorism-and-drug-preparedness/products-approved-anthrax（2019 年 12 月アクセス）

（金山敦宏）

ペストの臨床症状と予防法・治療法について教えてください。

A **nswer**
①ペストには、3つの病型（腺ペスト、敗血症ペスト、肺ペスト）があります。自然感染で圧倒的に多いのはノミの刺咬による腺ペストです。
②バイオテロでエアロゾルの状態でペスト菌が散布されると肺ペストの病型をとり、頭痛、おう吐、高熱から、急激に呼吸困難と血痰を伴った肺炎へと進行し、数日以内に死亡します。従って、早期の抗菌薬投与が必須です。

ポイント マダガスカルなどの濃厚な流行地域を除き、原発性肺ペストは1例でもバイオテロを疑うべきである。発症後24時間以内に適切な抗菌薬が投与されなければならない。肺ペスト患者の発生地域では、疑い患者に対し抗菌薬の予防内服が推奨される。肺ペストを効果的に予防するワクチンはない。

1. 臨床症状

　ヒトペストの大部分は腺ペストであり、3〜7日の潜伏期の後、38℃以上の急激な発熱、頭痛、悪寒、倦怠感、食欲不振、嘔吐、筋肉痛、疲労衰弱や精神混濁などの強い全身性の症状が現れる[1)2)]。発症後3〜4日経過して敗血症に至る。ノミの刺咬部位から局所リンパ節に菌が移行するため、化膿創や潰瘍、出血などを伴う場合がある。

　ヒトペストの約1割では、リンパ節腫脹などの局所症状を示さないまま血流感染から敗血症を引き起こす。これを敗血症ペストという。急激にショック状態に陥り、四肢末端部の壊死、紫斑などが現れ、数日以内に死亡する。

　腺ペストや敗血症ペストから肺炎に移行する場合を**二次性肺ペスト**といい、これを疑う重要な所見としては、急激に進行する気管支肺炎、胸痛、呼吸困難とともに血痰があげられる[3)]。稀に髄膜炎や咽頭炎を発症する。髄膜炎は発熱を伴う。

　腺ペスト、敗血症ペストを経ずに肺炎を発症する場合を**原発性肺ペスト**とよぶ。発症までの潜伏期間は2〜4日（範囲1〜6日）である。初期症状は発熱、咳嗽、呼吸困難であり、血痰がみられることがある。消化器症状は稀である。二次性肺ペストと原発性肺ペストの臨床的区別は困難であるが、腺ペスト患者や敗血症ペスト患者からヒト-ヒト感染で肺ペストの発生する可能性は低いと考えられる。

　ペスト流行地への渡航歴があり臨床症状から腺ペストが疑われる場合はリンパ節吸引液、肺ペストの場合は血液、咽頭スワブや喀痰からの菌検出により診断が確定す

る。バイオテロを疑う場合は、多剤耐性菌の製造と散布を念頭に薬剤感受性試験まで
実施すべきである。病原体の取り扱いは BSL-3 以上の実験室が要求される。米国
CDC の**カテゴリー A** に分類されている（総論・歴史 Q41 参照）。

2. 治療法

　通常は第一選択薬として**ストレプトマイシン**（1 g × 2 回 / 日、筋注）または**ゲン
タマイシン**（5 ㎎ / kg × 1 回 / 日、静注）が推奨され、経口投与の場合は、**ドキシサ
イクリン** 100 ㎎ × 2 回 / 日、または**シプロフロキサシン** 500 ㎎ × 2 回 / 日である[2]。
治療期間はすべての抗菌薬において 10 日を超えないようにする。わが国ではストレ
プトマイシンが保険適用となっている。早期治療が実施されれば、予後は良好である。

3. 予防法

　肺ペスト流行地では人込みを避け、医療機関等では必要に応じマスクを着用する。
肺ペスト症例の濃厚接触者は、ばく露後 7 日以内に抗菌薬予防内服を 7 日以上行うこ
とで発症リスクを大きく減らすことができる[1]。
　ばく露前の予防として、国内では**ホルマリン不活化全菌体ワクチン**が製造された。
初回免疫として 0.5 ㎖を 0、3、6 日後、追加免疫として 12 か月以内に 0.5 ㎖を、それ
ぞれ皮下注射する[2]。ただし、肺ペストにはほとんど効果がない。米国や英国でもホ
ルマリン不活化全菌体ワクチン（195/p 株）の開発が試みられたが、やはり肺ペスト
にはほとんど効果が認められていない[3]。ペスト菌 III 型分泌装置のサブユニット
LcrV を用いた遺伝子組換えワクチンなどが開発中である[4]。

引用文献

1)　US CDC. Plague. https://www.cdc.gov/plague/ （2019 年 12 月アクセス）
2)　厚生労働省研究班. バイオテロ対応ホームページ.
https://h-crisis.niph.go.jp/bt/disease/6summary/6detail/ （2019 年 12 月アクセス）
3)　Inglesby TV *et al.*, Plague as a biological weapon. *JAMA* 283（17）: 2000.
4)　Sun W and Singh AK. Plague vaccine: recent progress and prospects. *NPJ Vaccines.* 18（4）11, 2019.

（金山敦宏）

野兎病とはどのような感染症ですか？

A
nswer

①野兎病菌 *Francisella tularensis* による急性熱性疾患です。この菌は野ウサギなど幅広い野生動物を宿主とし、マダニ等を介しヒトへ感染します。
②東日本を中心に存在し、森林業者、狩猟業者、検査室のスタッフ等に感染が起き得ますが、海外流行地での感染やバイオテロによるばく露も考えられます。

ポイント　診断では、ダニ等の刺咬歴、動物の死骸等への接触歴を聴取することが必須で、早期治療で抗菌薬が著効する。バイオテロを疑うことは困難であるが、米国 CDC のカテゴリー A に分類されているように、バイオテロ病原体としての対策の優先度は高い（総論・歴史 Q41 参照）。

1. 疫学

　北米、北アジアからヨーロッパに至る、ほぼ北緯 30 度以北の北半球に広く発生している[1]。わが国では 1999 年以降の症例報告はほとんどないものの、2008 年に青森県、福島県、千葉県から計 5 例、2015 年に福島県と徳島県から 1 例ずつ報告があり、自然環境で野兎病菌が維持されていると考えられる。患者発生は、狩猟時期の 12 月頃と吸血性節足動物の活動期である 5 月頃に偏っている。病原体は、北米のみでみられる高病原性の *F. tularensis subspecies tularensis*（type A）と北半球に広く分布する *subspecies holarctica*（type B）に分けられる。

2. 感染経路

　野ウサギ等の捕獲・解体の際に血液等からばく露を受ける。また、マダニ等の吸血性節足動物による刺咬による場合もある。ヒト‐ヒト感染は通常ないものの、野兎病菌の感染力は極めて強く、目などの粘膜部分や皮膚の細かい傷はもとより、健康な皮膚からも侵入できるのが特徴である。したがって、患者の血液や潰瘍部位からの滲出物は感染源となる。

3. 臨床症状

　感染後 3 日目をピークとした 1 週間以内（稀に 2 週間〜1 か月）の潜伏期間後に、突然の発熱（38〜40℃）、悪寒・戦慄、頭痛、筋肉痛、関節痛などの感冒様の全身症

状が認められる。その後弛緩熱となり、長く続く。ばく露の状況によって症状が異なり、次の病型に分類される[2]。

- 皮膚潰瘍・リンパ節型：細菌の侵入部位に皮膚潰瘍が現れるとともに、腋窩や鼠径部等のリンパ節腫脹が生じる。米国ではこの病型が最も多いが、わが国では次に示す潰瘍の現れないリンパ節型が主である。
- リンパ節型：腋窩や鼠径部等のリンパ節腫脹が生じる。
- 眼リンパ節型：感染した動物を屠殺して目を触ったときなどに発生する。眼炎症、耳前部や頸部のリンパ節腫脹がある。
- 鼻リンパ節型：汚染された飲食物で生じる。喉の痛み、口の潰瘍、扁桃炎、および頸部リンパ節腫脹がみられる場合がある。
- 肺炎型：最も重篤である。野兎病菌を含む粉塵またはエアロゾルを吸い込んだ結果生じる。咳嗽、胸痛、呼吸困難などを示す。皮膚潰瘍・腺型などが未治療のまま、細菌が血行性に肺に拡散した場合にも生じる。
- 腸チフス型：発熱、意識障害、髄膜刺激症状を示し、リンパ節腫脹は認めない。

4. 診断

　稀な疾患であり診断は困難である。症状とともに、ダニ等の刺咬歴や病気の動物やその死骸への接触などのばく露歴を聴取することが重要となる。確定診断のためには患者からの病原体の分離培養が望ましいが、特殊な培地を用いても培養は困難である。このため、ゲノムDNAや菌体抗原の検出、および血清中の特異抗体検出などが実施される[1]。病原体の取り扱いはBSL-3以上の実験室が要求される。

5. 治療と予防

　早期の抗菌薬治療が有効である。全身治療としては、硫酸ストレプトマイシン1 g/日（またはゲンタマイシン40〜60 mg/日）の筋注と同時に、テトラサイクリン1 g/日・分4（またはミノサイクリン200 mg/日・分2）の経口投与を2週間続ける[1]。症状が残れば、テトラサイクリン系抗菌薬を半量にした内服をさらに1〜2か月間続ける。予防として、野外でのばく露回避、医療現場での標準予防策が有効である。

引用文献
1) 国立感染症研究所．野兎病とは．（2019年12月アクセス）
　https://www.niid.go.jp/niid/ja/kansennohanashi/522-tularemia.html
2) US CDC. Tularemia. https://www.cdc.gov/tularemia/（2019年12月アクセス）

（金山敦宏）

Q50 バイオテロで用いられるウイルスにはどのようなものがありますか？

Answer

①バイオテロで用いられる生物剤は、被害が大きく対処が困難となるものの中から、剤の管理や保管が容易で低コストなものや過去に使用実績があるものを候補として挙げることができます（古典的な生物剤）。

②天然痘ウイルス、エボラウイルスなどの致死性の高いウイルスは、被害が大きく、対処が困難であるために特に重要です。

③遺伝子改変などのバイオテクノロジーを利用して、さらに強毒ウイルスが作成される可能性もあります。

④最近では、口蹄疫など家畜をターゲットにしたものの可能性も考慮する必要があります。

ポイント 天然痘は、1980年に地球から根絶された。その後、各国で保有されていたウイルスは、米国と旧ソ連（現ロシア）で厳重に保管されることになったが、一部の国はそのままウイルスを保有していると言われている。また旧ソ連崩壊時にウイルスが流出した可能性も指摘されており、免疫を有する者が少なくなった現在、テロで使用される可能性が高いウイルスである。最近では、天然痘を保管しているロシアの施設で爆発事故が起きたり、米国の実験施設で感染事故が起きたりなどの事例が発生している。

1. 米国保健福祉省と農務省の共同リスト

2012年に発表されたリストでは、天然痘ウイルス、エボラウイルスなど出血熱性ウイルスの他に、口蹄疫などの家畜をターゲットにしたウイルスが重要度の高いものとして挙げられている。その他に蚊媒介性（リフトバレー熱ウイルス、ベネズエラ馬脳炎ウイルス、東部ウマ脳炎ウイルス）、げっ歯類媒介（ラッサ熱ウイルス、サル痘ウイルス）、コウモリ媒介（ヘンドラウイルス、ニパウイルス、SARSウイルス）などが含まれている。

2. 天然痘

1980年、人類は種痘を駆使して天然痘を撲滅させることに成功したが、このことが逆に天然痘の感受性者層を増やすことになり、生物戦やバイオテロで使用される可能性が高い剤となった。（日本では1976年に種痘接種はは廃止された）天然痘ウイル

スは、その後米国 CDC とソ連（現ロシア）の国立ウイルス学―生物工学研究センター（通称 VECTOR）で厳重に保管されているが、旧ソ連の崩壊と同時にその一部が行方不明になったとか、ある国ではそのままウイルスを保有していると言われている。2018 年 12 月には、米国において天然痘を用いた動物実験中に感染事故が起きたが、バイオセーフティ、セキュリティ上問題である。

表 1　バイオテロの存在を考慮すべき感染症（ウイルス性）

和名	WHO[1] (1970)	USCDC[2] (2000)	WHO(2004)[3]	USHHS/USDA [4] (2012)	
				HHS	DA
エボラウイルス		A		◎	
マールブルグウイルス	○	A		◎	
天然痘ウイルス　強毒株・弱毒株	○	A	○	◎	
ヘンドラウイルス				○	○
ニパウイルス		C		○	○
リフトバレー熱ウイルス	○			○	○
ベネズエラ馬脳炎ウイルス	○	B		○	○
クリミアコンゴ出血熱ウイルス	○			○	
東部ウマ脳炎ウイルス	○	B			○
西部ウマ脳炎ウイルス	○	B			
ラッサ熱ウイルス		A		○	
デング熱ウイルス	○				
腎症候性出血熱ウイルス	○	C			
黄熱ウイルス	○				
日本脳炎ウイルス	○				
チクングニアウイルス	○				
オニョン・ニョン	○				
インフルエンザウイルス	○				
ルジョウイルス				○	
サル痘ウイルス				○	
スペイン風邪インフルエンザウイルス				○	
SARSコロナウイルス				○	
南米出血熱ウイルス、（ボリビア、アルゼンチン）		A		○	
ダニ媒介性脳炎ウイルス　極東株・シベリア株	○			○	
キャサヌル森林病ウイルス				○	
オムスク出血熱ウイルス				○	
口蹄疫ウイルス					◎
牛疫ウイルス					◎
アフリカ馬疫ウイルス、アフリカ豚コレラウイルス、鳥インフルエンザウイルス、豚コレラウイルス、山羊痘ウイルス、ランピースキン病ウイルス、ニューカッスル病ウイルス、小反芻獣疫ウイルス、羊痘ウイルス、豚水疱性疾患ウイルス					○

1）WHOが生物兵器禁止条約に先立ち作成
2）米国のCDCがオウム真理教によるテロの後に作成
3）WHOが米国での炭疽菌テロ後に作成
4）米国の保健福祉省と農務省が共同で作成、◎は特に重要なもの

引用文献
1）　加來浩器．オリンピックに向けたバイオテロ対策．内科，2019：125（1），123-26
2）　加來浩器．バイオテロへの備え．中毒研究．32（1）．30-35．2019
3）　日本感染症学会ホームページ：感染症クイック・リファレンス

（加來浩器）

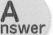 **Q51** 天然痘の症状について教えてください。

A
nswer

①臨床症状は、通常型、不全型、出血型、扁平型の4型に分かれます。
②通常型は、2週間の潜伏期の後に二峰性の発熱があり、顔面と四肢遠位側に密度の高い発疹（紅斑、丘疹、水疱、膿疱、痂皮、落屑）が同時進行性に出現します。
③出血型には、早期出血型と晩期出血型がありますが、いずれも予後不良です。
④扁平型は、典型的な丘疹、水疱、膿疱を呈さない型で、予後不良です。
⑤不全型は、種痘の免疫が残っている者で出現する軽症の型で、予後は良好です。

Part 2

ポイント 天然痘は、**水痘との鑑別**が重要である。水痘は発熱と同時に発疹が出現し、その発疹は様々なステージのものが混在するのが特徴である。また天然痘に比して、発疹の出現期間が短い。

1. 潜伏期間

潜伏期は約12日（平均7〜17日）である。病型は（1）通常型、（2）出血型、（3）扁平型、（4）不全型（修飾型）の4型が知られている。

2. 通常型

2〜4日の前駆期（急激な39℃台の発熱、頭痛、四肢痛、腰痛）を経ていったん解熱したのちに、再度の発熱と同時に発疹期（紅斑→丘疹→水疱→膿疱→痂皮→落屑と同期して規則正しく移行する）となる。発疹は約21日間持続する。発疹は、全身に出現するが、顔面と四肢遠位側に分布し、輪郭が明瞭で水疱には臍窩がみられる。（図1）

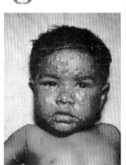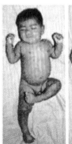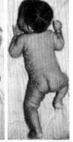

図1　天然痘（通常型の発疹）
（出典 WHO）

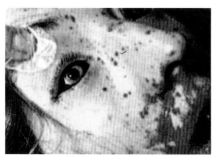

図2　天然痘（早期出血型の発疹）
（出典 WHO）

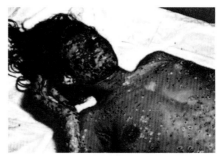

図3　天然痘（晩期出血型の発疹）
（出典 WHO）

3. 出血型

　潜伏期は通常型よりも若干短く、前駆症状がより重症である。すべての年齢で起こるが成人の方が多い。ワクチン既接種者でも発症すると言われている。発疹が出現する前から出血する早期出血型（図2）と、発疹出現後にその発疹から出血する晩期出血型（図3）とに分かれる。発症後5〜6日目に死亡することが多い。

4. 扁平型

　まれな型であるが予後は不良である。小児での発生が多い。発疹の出現が遅く、癒合しており、平坦で柔らか（ベルベット様）である。膿疱は形成しない。ワクチン接種によって予防可能である。（図4）

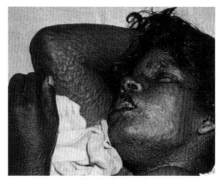

図4　天然痘（扁平型の発疹）
（出典 WHO）

5. 不全型

　ワクチン既接種者における軽症型で比較的まれ。前駆症状は通常型と同様だが、発疹出現時には発熱はおさまり、しかも早く進行し10日以内で終了する。

引用文献
1)　加來浩器.オリンピックに向けたバイオテロ対策.内科,2019：125（1）,123-26
2)　加來浩器.バイオテロへの備え.中毒研究.32（1）.30-35.2019
3)　日本感染症学会ホームページ：感染症クイック・リファレンス

（加來浩器）

Q52 天然痘に対するワクチン・治療法について教えてください。

①人痘接種からジェンナーによる種痘を経て、ワクシニアウイルスによる天然痘ワクチンが行われ、人類は1980年に天然痘を根絶させることに成功しました。

②ワクシニアウイルスのなかでもLister株は、異所性接種が起こりやすく、神経向性のため脳炎などの副作用の頻度が高い株でした。

③日本ではLC16m8株が開発されましたが、予防接種の中止により本格的使用はされませんでした。しかし、2002年から新たにテロ対策用として備蓄が始められています。

④米国では、2018年7月に天然痘と猿痘に対する経口治療薬・予防薬としてTecovirimat（TPOXX®）が承認されました。また、2019年9月には非複製生ワクチンであるJynneos®が承認されました。

> **ポイント**　現在、天然痘に対するワクチンとしては、日本で開発された生ワクチンである乾燥細胞培養ワクチンLC16m8株と、デンマークで開発された非複製生ワクチンであるJynneos®がある。抗ウイルス薬として米国ではTPOXX®が承認されており、治療および予防に使用することができる。

1. 人痘接種から牛痘接種、ワクシニアウイルスへ

　軽症の天然痘の痂皮をすり潰して吸い込む人痘接種は、紀元前の中国からシルクロードを経てインド、トルコへ伝えられていた。1720年代に、トルコ駐在英国大使の夫人モンタギューが帰国後、英国内で人痘接種を行うも副作用で死亡者が出たことから法律で禁止とされた。1976年にジェンナーがフィップス少年に牛痘の発疹内容物を接種後にヒトの天然痘の膿を接種するという実験を行い種痘の有用性を確認した。その後、植次いだ種痘がハイブリッドされたウイルスに変異していることがわかり、この新しいウイルスをワクシニアウイルスと呼ぶようになった。

2. Lister株

　従来使用されていたワクシニアウイルス株で、神経組織親和性が強く**異所性接種**、**ワクチン後湿疹**などの軽症の副作用のほか、**全身性ワクシニアウイルス症、壊疽性ワクシニア症**、**種痘後脳炎**などの重篤な副作用の出現頻度が高かった。

3. 日本のLC16m8株

　国内（千葉血清）でLister株の改良
株として開発されたものである。副作用
が少なく効果が高い。ばく露後の接種で
あっても4日以内であれば、感染の予防
または症状の軽減が可能であるとされて
いる。2002年からテロ対策用として化
血研で製造され、国家備蓄がなされてい

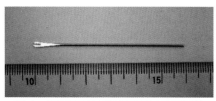

図1　天然痘予防接種で用いる二又針

る。培養細胞で弱毒馴化したウイルスを凍結乾燥粉末にしており、溶解液で溶かして
二又針で接種する（図1）。

4. Tecovirimat（TPOXX®）

　SIGA社と米国保健福祉省のバイオ
メディカル先進研究開発局で共同開発
されたもので、経口治療・予防薬である。
2018年7月に米国で承認された。副作
用として頭痛、悪心、腹痛があるが、
重大な有害事象がなく耐容性良好と判
断された。2019年にカリフォルニア州
サンディエゴの生物医学研究所で発生
した動物実験中の針刺し事故の際に、
初めて使用された（図2左）。

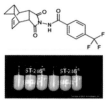

TPOXX®（一般名：tecovirimat）

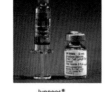

Jynneos®

図2　天然痘及びサル痘に対する
治療薬とワクチン

5. 非複製生ワクチンJynneos®

　デンマークのBavarian Nordic社で開発された非複製生ワクチンで、2019年9月
に米国で承認された。非複製の天然痘ワクチンとしては米国初で、サル痘のワクチン
としては世界初のワクチンである。湿疹等で皮膚の局所免疫が弱まり、感染リスクが
高いと判断された成人とその家族が接種対象となっている（図2右）。

引用文献
1)　厚生労働省. 天然痘予防接種指針
2)　加來浩器. バイオテロへの備え. 中毒研究. 32（1）. 30-35.2019

（加來浩器）

エボラウイルス病に対するワクチン・治療薬について教えてください。

① 2019 年末に、ザイールエボラウイルスによる発病を予防する遺伝子組換えワクチン（rVSV-ZEBOV）が欧米で承認されました。
② 特異的な治療薬としてモノクローナル抗体等が使用され、その有効性が報告されています。

ポイント　エボラウイルス病患者から周辺への感染拡大防止のためにワクチンを使用しやすい状況に大きく変化してきている。直近のアウトブレイクで使用された治療薬では、モノクローナル抗体である Mab114 や REGN-EB3 のより高い治療効果が示された。

1. ワクチン

・ rVSV-ZEBOV

カナダ国立微生物学研究所公衆衛生局（PHAC）が開発し、米ニューリンク社（現在はメルク社）が製造している[1]。水疱性口内炎ウイルス（VSV）ベクターにザイールエボラウイルスの糖蛋白質遺伝子を挿入した弱毒生ワクチンである。2015 年、西アフリカでアウトブレイクが続くなかギニアで臨床試験が行われ、11,841 人が参加した。ワクチン投与群の 5,837 人で接種後 10 日以上エボラ患者は記録されず、非投与群では 23 人の患者が発生した。2018-19 年のコンゴ民主共和国におけるアウトブレイクでも極めて高い効果が示され、2019 年 11 月に欧州医薬品庁（EMA）と WHO、12 月には米国 FDA が承認（勧告）した。

・ Ad3-ZEBOV

米国アレルギー感染症研究所（NIAID）とグラクソ・スミスクライン社（GSK）が共同開発した[1]。チンパンジー・アデノウイルス 3 型（cAd3）の E1 領域にザイールエボラウイルスの糖蛋白質遺伝子を挿入して作製された組換えウイルスワクチンである。E1 蛋白質を発現する細胞株でしか増殖しない点で rVSV-ZEBOV よりも安全性は高いといえる。サルでの動物実験では、エボラウイルスの感染に対して長期的な防御効果が認められている。カメルーン、セネガル、マリ、リベリア、ナイジェリアにおいて第Ⅱ相臨床試験が進行中であり、効果および安全性が期待されている。このワクチンもアウトブレイク発生時の使用を想定している。

121

- **その他**

　上記以外に、2019年10月時点で6種類のワクチンが開発中である[1]。このなかには、中国やロシアで開発されそれぞれ独自に承認に至ったアデノウイルスベクターを用いたワクチンや、米国で開発初期のDNAワクチンが含まれる。これら6種類に加えて、2019年12月に東京大学の研究グループが**VP30欠損ウイルスワクチン**の第Ⅰ相臨床試験を開始した。

2. 治療薬

- **MB003（ZMapp）**

　米国マップ・バイオファーマシューティカル社がタバコ近縁種の遺伝子を使って開発したモノクローナル抗体3種のカクテルである[2]。2018年のコンゴ民主共和国でのアウトブレイクでは、下記のRemdesivirやMAb114などとともに使用された。

- **GS-5734（Remdesivir）**

　米国ギリアド・サイエンシズ社が開発した核酸アナログ製剤で、RNAポリメラーゼを阻害する[2]。

- **MAb114**

　米国NIAIDが開発したモノクローナル抗体である[2]。3種のモノクローナル抗体を混合した**REGN-EB3**とともに、上記の薬剤（ZMapp、Remdesivir）に比べ死亡率を下げるとの結果が出ており、今後この2剤の使用が優先されることが想定される[3]。

- **Favipiravir（アビガン）**　富山化学工業が開発した核酸アナログ製剤で、RNAポリメラーゼを阻害する。新型・再興型インフルエンザに対する備蓄薬であるが、エボラウイルス病への有効性が示唆されている。2018年のコンゴ民主共和国でのアウトブレイクでは、コンゴ民政府や国境なき医師団が備蓄した。

引用文献

1) WHO. Overview of the current research, development and use, of vaccines against Ebola, October 2019.
https://www.who.int/immunization/sage/meetings/2019/october/CICG_sitting_plan.pdf（2019年12月アクセス）
2) WHO. WHO R&D blueprint, 11 October 2018. https://www.who.int/ebola/drc-2018/treatments-approved-for-compassionate-use-update/en/（2019年12月アクセス）
3) Mulangu S *et al.*, A randomized, controlled trial of Ebola virus disease therapeutics. *N Engl J Med.* 381（24）:2293-2303, 2019.

（金山敦宏）

ベネズエラ馬脳炎ウイルスが生物兵器として開発された理由は何ですか？

 ①ベネズエラ馬脳炎は、東部ウマ脳炎や西部ウマ脳炎と同様にトガウイルス科のアルファウイルスによる蚊媒介性疾患です。
②これらのウイルスをエアロゾル化して散布した場合、高率に感染が起こり、病原性も強いことが知られています。
③安価で手がかからない過程で大量の培養が可能です。
④貯蔵や操作も安定的に行うことができます。
⑤ウイルスに感染した蚊を放出することも可能です。

 ポイント　感染性、重篤度が高く、エアロゾル化が可能、安価で大量の培養が可能、貯蓄や操作も安定的に行える。感染蚊の放出も可能である。

1．ベネズエラ馬脳炎ウイルス（VEE）

　ベネズエラ馬脳炎ウイルスは、トガウイルス科アルファウイルス属に属しており、ベネズエラ、コロンビアなどの中南米の北部、メキシコなどの中米、米国でもテキサス州やフロリダ州に分布している。（図1）

　VEE は、1 AB、1 C、1 D、1 E、1 F、3 A、3 B、3 C、3 D、4、5、6 等の亜型に分類される。そのうち、強毒株は1 AB と1 C であり、米軍ではこの亜型に有効な生ワクチン（TC-83）が開発・使用されている。

2．感染経路

　自然界ではイエカとげっ歯類の間で感染環が維持されており、蚊の吸血で感染する。実験室内でエアロゾル化したウイルスを吸入して感染することも知られている。したがって、テロとし

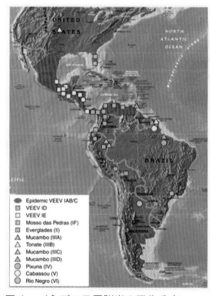

図1　ベネズエラ馬脳炎の発生分布
（出典：文献1）より引用）

て使用される際には、エアロゾルの散布か感染蚊の放出の方法が考えられる。

3.　臨床像

　潜伏期は 2 ～ 5 日であり、感染した人は 100% 近く発症する。突然の発熱、頭痛、筋肉痛といったインフルエンザ様症状で発症する。その中で約 1 ～ 4% が脳炎を発症する（15 才未満の小児では 4% だが、成人であれば 1% 未満）。

　脳炎を発症した場合は、項部硬直、痙攣、昏睡、麻痺などをきたし、10 ～ 20% が死亡する。

4.　治療

　特異的な治療法はなく、対症療法を行う。

5.　予防

　国内では、ヒト用のワクチンは使用できない。ヒトからヒトへの感染はないので、個室管理をする必要はないが、蚊帳の中に留めるなどして蚊に刺されないように注意する。

引用文献
1)　Jose G Estrada Franco. Endemic VCenezuelan equine encephalitis in the Americas: Hidden under the dengue umbrella, Future Virology 2011:6（6），721-40
2)　横浜市ホームページ．ベネズエラ馬脳炎・東部ウマ脳炎・西部ウマ脳炎について
3)　加來浩器．バイオテロへの備え．中毒研究．32（1）．30-35.2019
4)　厚生労働省研究班　バイオテロ対応ホームページ．ベネズエラ馬脳炎．https://h-crisis.niph.go.jp/bt/

（加來浩器）

過去に開発された毒素剤にはどのようなものがありますか？

① 細菌性のものとして、ボツリヌス毒素、黄色ブドウ球菌エンテロトキシン B、ウェルシュ菌エンテロトキシン
② 真菌性のものとして、T-2 マイコトキシン、アフラトキシン
③ 植物性のものとして、リシン
④ 動物性のものとして、フグ毒、貝毒（サキシトキシン）
などがあります。

 毒素の中でも、ボツリヌス毒素、リシン、黄色ブドウ球菌エンテロトキシン B が重要である。

1. ボツリヌス毒素

1936 年に日本関東軍 731 部隊が満州国ハルビンにおいてボツリヌス毒素の開発を進めた。また、1943 年に米国の Camp Detrick 内のブラックマリアと称された施設内で Agent X という暗号名で製造されていた。

1990 年イラクの**フセイン大統領**は、ボツリヌス毒素、アフラトキシン、リシン、ウエルシュ菌を攻撃用生物兵器として生産、備蓄していた。

1990 年に日本の**オウム真理教**は、霞が関の官公庁、信濃町の宗教団体本部、横須賀の米軍基地を目標に、車両からボツリヌス毒素を散布しようと試みたが、菌の培養に問題があり失敗に終わっている。同じくオウム真理教は、1995 年には地下鉄霞ケ関駅においてアタッシュケースに仕込んだボツリヌス毒素の散布を試みたが、散布装置のファンの故障のために失敗している。

2. リシン

1978 年にロンドンに亡命中だった**ゲオルギ・マルコフ氏**が、傘型銃に仕込まれたリシンを大腿部に注入されて数日後に死亡した。マルコフ氏の死亡連絡をうけたバリ在住のウラジミール・コストフ氏は、数日前に背部を傘で刺されたことを思い出し、医療機関を受診し、皮下にとど

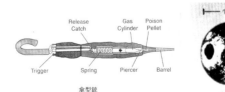

図 1　暗殺に用いられた傘型銃の構造とベレット

Part 2

125

まっていたペレットを摘出してもらった。そのペレットには穴が開いており、その中にリシンが仕込まれていたことが判明した。これらは、当時のブルガリア共産党政府による暗殺計画だったものと思われている。2001年の米国炭疽菌テロ以降、白い粉事件と言えば、リシンが多く用いられるようになった。2014年にはオバマ大統領、2018年にはトランプ大統領及び国防長官宛にリシン入りの郵便物が送付されるといった事件が起きている。また、2018年にはドイツでリシン製造による逮捕者がでたが、イスラム国を支持する者によるドイツ初の生物兵器攻撃だった。日本国内でも2015年に元自衛官だった妻が、別居中の自衛官の夫を殺害する目的で焼酎にリシンを混入したとして逮捕された。

3．黄色ブドウ球菌エンテロトキシン

　冷戦期間中、米国はベネズエラ馬脳炎ウイルス、Q熱リケッチア、黄色ブドウ球菌エンテロトキシンBの3種を混合した生物爆弾を開発し、人体実験を行った。

4．T-2マイコトキシン

　1970年代後半、ラオス、カンボジアで航空機から様々な色のエアロゾルが撒かれ、これを浴びた人や動物が失見当識になった（黄色い雨事案）。死亡者は少数であったが、T-2マイコトキシンであった可能性が高いとされている。

引用文献
1)　Office of the Surgeon General.　Medical aspects of chemical and biological warfare, Text book of Military Medicine,721-40
2)　加來浩器. バイオテロへの備え. 中毒研究. 32（1）. 30-35.2019

　　　　　　　　　　　　　　　　　　　　　　　　　　　　　　（加來浩器）

リシン中毒の症状を教えてください。

 ①経口摂取の場合は腹痛などの消化器症状が主です。
②吸入の場合は、比較的早くから呼吸困難などの呼吸器症状が出現します。
③注入の場合は、DIC を起こし多臓器不全で死亡します。

 毒素の中でも、ボツリヌス毒素、リシン、黄色ブドウ球菌エンテロトキシン B が重要である。

1. リシン毒素

リシンは、緩下剤や航空機の潤滑油として使用された植物のヒマ（とうごま）の実の部分に存在するタンパク質で、細胞に対してタンパク合成阻害を起こし細胞を死に至らしめる。

2. 症状

経口摂取の場合、初期症状は通常 6 ～ 12 時間以内に現れる。激しい嘔気、嘔吐、腹痛などが起こる。リシン中毒の症状は急速に進行することがあり、ショックから死亡することがある。胃腸管からの出血・壊死、肝臓・脾臓・腎臓の壊死を起こすことがある。

吸入した場合、初期症状は 4 ～ 6 時間という短時間で現れ、発熱、咳、息苦しさ、嘔気、関節痛で始まる。次に 18 ～ 24 時間後に気道の壊死、肺水腫がおこるため胸痛、息切れ、呼吸困難が出現してくる。36 ～ 72 時間以降には低酸素症に陥り死亡する。

注入された場合、DIC、微小循環不全、多臓器不全を起こし死亡する。実験動物ではリシンの注入部の筋肉やその所属リンパ節が壊死を起こし、胃腸管出血や内臓障害を起こし死亡することがある。

3. 治療

抗毒素などの特異的な治療法はなく、対症療法を行う。

4. 予防

ワクチンなどの特異的な予防法はない。リシンで汚染された物は、水と石鹸で洗浄する。0.1％の次亜塩素酸ナトリウムで不活化させることができる。また十分な加

熱で不活化させることができる（pH 7.8 では、80℃ で 10 分、50℃ では 1 時間で不活）。

引用文献
1)　横浜市ホームページ．リシン毒素について
2)　Office of the Surgeon General. Medical aspects of chemical and biological warfare, Text book of Military Medicine,721-40

（加來浩器）

ボツリヌス中毒の症状について教えてください。

①ボツリヌス食中毒の典型的な症状は、眼瞼下垂、複視、嚥下障害、構音障害等の脳神経障害です。意識は清明であり、感覚障害や発熱はありません。

②乳児では便秘と哺乳力低下で気づくことが多く、創傷部位からの感染では上記に加え発熱があり得ます。

③バイオテロ等で毒素を吸入した場合も同様に進行し筋肉の麻痺と呼吸不全に至ります。

ポイント 芽胞が嫌気状態で発芽し増殖すると毒素を産生する。これがコリン作動性神経末端からのアセチルコリンの放出を抑制する。通常はボツリヌス食中毒、乳児ボツリヌス症、成人腸管定着ボツリヌス症、創傷ボツリヌス症の4型に分けられ、これ以外ではバイオテロ等を疑う。

1. 通常報告される病型における臨床症状

　ボツリヌス食中毒では、原因食品を摂取してから18時間から48時間（範囲：6時間〜10日間）の後に発症する[1]。ボツリヌス毒素は神経毒であり、典型的な臨床症状は、眼瞼下垂、複視、嚥下障害、構音障害等の脳神経障害である。意識は清明であり、感覚障害や発熱はない。脳神経麻痺から病状が進むと、弛緩性かつ対称性の麻痺が、頸部、肩、上肢（上腕から前腕へ）、下肢（大腿から下腿へ）の筋肉へ及ぶ。咽頭筋の麻痺による気道閉塞と、横隔膜および呼吸筋における麻痺は呼吸機能障害を引き起こす。症状は軽度の脳神経障害のみの場合もあれば、すべての随意筋において麻痺が起きる場合もある。病状の進行は数時間から数日にわたることもある。消化管症状（嘔吐、腹痛、下痢等）を認めることもあるが、すぐにこれらの症状は便秘となる。

　乳児ボツリヌス症は、取り込まれたボツリヌス菌芽胞が定着し、菌が増殖して毒素を産生することの可能な生後6か月未満（感染症法の届出基準は1歳未満）の乳児に起きることがある[1]。便秘で気づくことが多く、不活発、哺乳力低下、泣き声の減弱等の症状が認められる。なお、成人や1歳以上の小児でも、消化管に器質的・機能的異常を認めるか抗菌薬を使用している場合には乳児ボツリヌス症と同様の病態を示す。これを成人腸管定着ボツリヌス症という。

　創傷ボツリヌス症は、欧米では静注薬物使用者で報告される。潜伏期間はボツリヌス食中毒より長い（4〜18日間）[1]。初期の消化管症状を除けば、臨床症状はボツ

リヌス食中毒と同様である。ただし、発熱が認められる可能性がある。

2. 通常でない状況

　上記4型にあてはまらないものとしては、実験室内感染やバイオテロによる感染、医療行為による感染がある[1]。ボツリヌス毒素製剤は、片側顔面けいれん、眼瞼けいれん、ジストニア等の治療に用いられるほか、美容形成領域でも使用され、高いドーズでの使用等に伴う副作用の報告がある。ボツリヌス症は、感染症法に基づく届出が義務付けられており、そのほとんどは上記4型であるが、これまでに「その他のボツリヌス症」として4事例が届けられている。ただし、これら4事例は少なくとも実験室内感染、バイオテロによる感染、あるいは医療行為による感染ではないことが確認されている。

　バイオテロにおける汚染経路としては、飲食物への汚染もありえるが、精製された毒素がエアロゾル化され、空気中に放出される可能性が最も高いとも考えられ、これを吸入ボツリヌス症という[2][3]。症状は、ボツリヌス食中毒と同様の経過を示す。ボツリヌス毒素のヒトに対する致死量の中央値は、体重1kgあたり2ngと推定され、これは食中毒の場合の約3倍である。毒素の吸入から1～3日で発症し、毒素量が多いと発症までの時間が短くなる。症状はボツリヌス食中毒と同様に進行し、筋肉の麻痺と呼吸不全に陥る。エアロゾル吸入による毒素へのばく露が疑われる場合、患者や周辺へのさらなるばく露を防ぐ必要がある。患者の衣服は、石鹸と水で完全に洗えるまで、脱いでビニール袋に入れて保管する。一方、患者はシャワーを浴び、すぐに除染するようにする。

引用文献
1)　国立感染症研究所．ボツリヌス症とは．
　　https://www.niid.go.jp/niid/ja/kansennohanashi/7275-botulinum-intro.html
　　（2019年12月アクセス）
2)　Illinois department of public health. Emergency preparedness. http://www.idph.state.il.us/Bioterrorism/factsheets/botulism.htm
　　（2019年12月アクセス）
3)　WHO. Botulism. https://www.who.int/news-room/fact-sheets/detail/botulism
　　（2019年12月アクセス）

　　　　　　　　　　　　　　　　　　　　　　　　　　　　（金山敦宏）

Q58 黄色ブドウ球菌腸管毒素 B（SEB）とはどのようなものですか？

Answer

① 黄色ブドウ球菌は腸管に働く毒素（腸管毒素、エンテロトキシン）を産生し、これが体内に入ると発症が急な毒素型の食中毒を起こします。抗原性の違いから腸管毒素は A〜E 型に分類されますが、近年、Γ〜L 型が追加されました。一般的な食中毒では A 型が 8 割近くを占めますが、生物兵器としてかつて開発されていたのは B 型（SEB）です。

② 腸管毒素は熱に強く、極少量でも体内に入れば嘔吐や下痢を発症します。黄色ブドウ球菌の腸管毒素は細菌性スーパー抗原として働くため、抗原抗体反応に関係なく直接 T 細胞を活性化して IFN-γ などのサイトカインを大量かつ一斉に放出しショック病態を惹起します。

③ SEB は、スーパー抗原で唯一、兵器化を検討された毒素です。しかし、マウスやラットなどの動物では反応が弱く、ヒトがばく露した時のショック症状が再現できず、詳しい症状や対処策は分かっていません。私たちは最近、ヒトのマクロファージや T 細胞をもつマウス（ヒト化マウス）に、SEB を経気管投与し、大量のヒト IFN-γ が血中に出てくるモデルを作りました。このモデルを用いて、SEB ショックのメカニズムや治療対策を検討しています。

ポイント SEB はかつて米国などで生物兵器として開発されていた。投与経路はエアロゾルでの肺からの吸入が考えられる。SEB は毒素で、熱に強く、また凍結しても活性は落ちない。スーパー抗原であるため、極微量でもヘルパー T 細胞を抗原抗体反応とは関係なく強力に活性化し、IFN-γ などのサイトカインをばく露後、一斉かつ大量に体内へ放出させ、発熱やショックなどの全身症状を惹起する。このように生物兵器としての条件が整っているが、マウスなどの T 細胞とは親和性が低く反応せず、動物実験での傷害機序の解明や治療対策が検討できず情報は少ない。吸入後、発熱と悪寒、呼吸苦が出現するが致死率は高くなく、戦闘能力を減弱させる無能力化作用があるとされるが詳細は不明である。わずか 0.4 ng/kg で半数のヒトを無能力化させると言われている。一方、黄色ブドウ球菌腸管毒素の A 型（SEA）は、マウスの T 細胞とも反応するスーパー抗原で、実験的にかなり激烈な生体応答を惹起する。また、黄色ブドウ球菌腸管毒素の F 型はトキシックショック症候群の毒素（TSST-1）であり、やはり激烈なショック症状を呈する。このような知見から、SEB も動物では反応しないが、ヒトで激烈なショック病態を起こす可能性は十分に考えられ注意を要する。

131

1．マウスでは SEB はスーパー抗原として反応しない

　SEB はスーパー抗原であり、抗原抗体反応とは関係なくヘルパー T 細胞が一斉に反応し活性化する。通常、ヘルパー T 細胞が活性化するには、抗原を貪食し活性化したマクロファージが抗原を MHC（ヒトでは HLA）クラス II 分子に載せて、ヘルパー T 細胞の T 細胞受容体と結合することが必要となる（図1）。スーパー抗原はマクロファージが抗原を貪食して活性化し抗原提示をする必要がなく、直接、T 細胞受容体に結合しヘルパー T 細胞を活性化する。しかしこの時、足場となるマクロファージの MHC クラス II 分子との結合も必要となる（図1）。SEB はヒトのヘルパー T 細胞や MHC 分子には結合しやすいが、マウスのヘルパー T 細胞や MHC 分子には親和性が低く直接の活性化が起こらない。

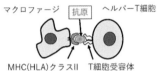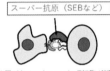

図1　スーパー抗原によるヘルパー T 細胞の活性化機序

2．ヒト化マウスでの SEB ショック発症

　我々はマウスにヒトのサイトカインが産生できるように遺伝子導入した上で、放射線照射とヒトの造血幹細胞を移植して、ヒトの白血球（マクロファージや NK 細胞を含む）を持ったヒト化マウスを作製した。これに SEB を経気管

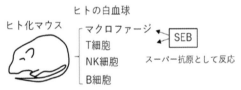

図2　ヒト化マウスでの SEB ショックの誘導

投与すると、SEB はマウス内でヒトのマクロファージやヘルパー T 細胞と反応してスーパー抗原として働き、大量のヒト IFN-γ が産生されるモデルができた（マウス IFN-γ は産生されない）（図2）。今後は、このヒト化マウスを用いた SEB ショックモデルを使って、SEB のエアロゾルでの吸入によるショック病態の発症機序解析と治療対策の開発を研究していく。

（木下　学）

Q59 生物兵器開発に係る生命科学のデュアルユース問題について分かりやすく教えて下さい。

Answer
①デュアルユース問題とは、生活に恩恵をもたらす生命科学研究の進歩を阻害せずに、その技術の悪用・誤用防止にどのよう取り組むのかという問題です。
②生物兵器に転用される懸念技術が、従来の微生物学、遺伝学の枠組みを超え拡大しています。
③生命科学研究者の意識啓発や倫理観の醸成について、科学者自身が積極的な役割を果たすことが求められています。

ポイント 歴史的に科学技術が平和目的のみならず軍事目的に利用されているが、こうした技術の両義性（dual use）が生物兵器開発に影響を及ぼすことを憂慮し、ハーバード大学の Meselson 博士は「目下のところ、我々は岐路に立たされている。バイオテクノロジーが、全てのこれまでの技術と同様に敵対目的で集中的に開発されるのか、はたまた我々が叡智を結集して異なる道を選ぶのかを試す時期である」[1] と警鐘を鳴らしている。

1. 生命科学分野におけるデュアルユース問題とは

　近年、生命科学分野の研究が著しい発展を遂げており、こうした技術が生物兵器開発に転用される可能性、いわゆる軍民両用性の懸念がある。生活に恩恵をもたらす生命科学研究の進歩を阻害せずに、如何に技術の悪用・誤用防止に取り組むのかという問題のことである。

　1990 年代より**遺伝子操作**を使った研究論文についてデュアルユースの観点から懸念が高まり、生命科学に携わる研究者の意識啓発や、倫理観の醸成について、生命科学者が積極的な役割を果たすことが喚起された。こうした中、**米国科学アカデミー**は2004 年、**「テロリズムの時代における生命工学研究」**（通称 Fink レポート、Q61 参照）を発表し、デュアルユース問題に取り組む国際的な協力体制の構築を提案している。

2. 悪用化の懸念がある科学技術の事例

　デュアルユースの点で懸念がある技術としては、例えば、**生物兵器禁止条約（BWC）**の運用検討会議（2001 ～ 2002 年）において英国が提出した資料などが参考となる（表1）。近年は従来の微生物学や遺伝学の枠組みを超え、**合成生物学、バイオインフォマティクス、システム生物学、ナノテクノロジー、ナノデリバリー技術、神経科学、**

脳科学等の領域で、デュアルユースの懸念が高まっている。

表1　悪用の懸念がある科学技術の事例[2]

トピックス	期待される研究方向	テロ・悪用の懸念
遺伝学、タンパク学	遺伝子工学と蛋白質分析の発展、疾患遺伝子の解明	遺伝子技術・蛋白技術の悪用、毒素産生
バイオインフォマティクス	種々の遺伝子情報の収集による新規病原性の探索	生物兵器情報の探索
ヒトゲノムプロジェクト、ヒトの多様性	人種と遺伝子、特定集団の遺伝子解析	特定集団に対するテロ・差別・集団殺戮
遺伝子治療	遺伝子治療技術による体内への遺伝子導入の効率化・ベクター活用	生物兵器への転用
病原性と病因	病原因子の同定による病因解明	新規病原微生物の作成・病原性の改変
ワクチンと新規治療法	ワクチン・新規治療法開発	ワクチンの無効化・治療抵抗性付与
組換えタンパク発現	遺伝子組換え技術の進歩	洗練した生物兵器製造技術
毒素、その他の生物活性分子	毒素のメカニズム解析	毒素類似物質の開発・探索
ヒト感染症のパターン	感染症の診断、早期検知	検知抵抗性の生物兵器の開発
天然痘ウイルスの破壊	天然痘は地上から撲滅された疾患なので、医療上は研究の必要性がない	天然痘ウイルス作成、ウイルス氾濫の懸念
薬物抵抗性	薬剤耐性メカニズムの研究	薬物耐性菌の兵器化
農業領域における疾患	家畜や農作物の疾患の解明	アグロテロ

トピックス	期待される研究方向	テロ・悪用の懸念
農業における 有害動物駆除	収穫量増加	アグロテロ、環境破壊
分子生物学的応用と作物	作物の収量増加、疾患予防	アグロテロ、環境破壊
タンパク産生技術の動向	有効タンパクの医薬品化	毒素産生技術の向上
微生物や毒素の運搬法	薬剤の有効な投与法の開発	微生物や毒素の兵器化
雑草や有害作物を制御す るための病原体使用	遺伝子操作による害虫駆除	予期せぬ生物の異常繁殖・ 環境破壊
生物学的環境修復： 物質の破壊	微生物による土壌汚染浄化	産業への影響・ 物質安定性の変化

引用文献

1) Meselson M. Averting the Hostile Exploitation of Biotechnology. CBW Conventions Bulletin. 2000; 48:16-9.
2) 四ノ宮成祥、河原直人『生命科学とバイオセキュリティーデュアルユース・ジレンマとその対応』東信堂、2013年。

（須江秀司・四ノ宮成祥）

遺伝子組換え技術と生物兵器化の可能性について教えて下さい。

①遺伝子組換え技術に対する懸念は 1970 年代から指摘されており、新規生物兵器との関連で注目された研究が 1990 年代以降、ロシアの研究を皮切りに報告されています。

②これまで野兎病菌、炭疽菌及びマウスポックスウイルスへの遺伝子改変研究について懸念が持ち上がりました。

③特にマウスポックスウイルスの研究は、ヒトの天然痘ウイルスと近縁であるため「殺人ウイルスが製造される」と報じられました。

ポイント　2001 年のマウスポックスウイルスの研究が浮き彫りにしたバイオセキュリティ上の問題点は、①ウイルスの強毒化が研究者の予想外の産物であったこと、②免疫応答に関する遺伝子操作が新たな病原性ウイルス作成法と成りうる可能性、③現行ワクチンプログラムを無効にするウイルス作成の可能性、④新規ワクチン研究が有害ウイルス産生に拍車をかける可能性、⑤簡単な遺伝子操作で新規ウイルスを作成できること、⑥医学誌への研究成果の発表が情報流出の懸念と成りうることなどである。

1. 遺伝子組換え技術に対する懸念

遺伝子組換え技術に対する懸念については、同技術の研究が進んだ 1970 年代から指摘されている。ノーベル賞を受賞したポール・バーグ（Paul Berg）が中心となり危険な実験の世界的モラトリアムを訴え、「組換え DNA 分子の潜在的バイオハザード」と題した報告書を Science 誌に発表した[1)2)]。1990 年代になると、米国はソ連の秘密裏の生物兵器計画ばく露を受け、遺伝子操作による生物剤の懸念を警告している。

2. 懸念される研究事例

遺伝子組換え技術が病原性の操作や形質の改変を可能にするとして、新規生物兵器との関連で注目された研究が 1990 年代以降ロシアの研究を皮切りに報告されている。以下、主要な事例を紹介する。

(1) 1993 年にボルツェンコフ（Borzenkov）らが行った野兎病菌への β - エンドルフィン遺伝子組み込みの研究[3)] は、生物剤とバイオレギュレータ（生体の作用を調節するホルモン様物質）を組み合わせた新たな兵器化の可能性を示した。なお、野兎病菌は、米国疾病予防管理センター（CDC）がバイオテロリズム予

防の観点から最も高いランクのカテゴリー A に分類されている病原体である。

(2) 1997 年にポメランツェフ（Pomerantsev）らが実施した研究[4] も CDC「カテゴリー A」の炭疽菌に関するものである。**炭疽菌ワクチンへの溶血毒素の組み込み実験**で、一見すると「炭疽菌ワクチン株の改良」と取れるが、遺伝子操作により炭疽菌に新たな毒素遺伝子を入れ、病原性を高め既存の炭疽菌ワクチンの無効化を狙ったとも言える。

3. マウスポックスウイルスの遺伝子改変

こうしたなか、微生物への遺伝子改変研究のあり方に決定的な問題を投げかけたのが、2001 年にオーストラリアのジャクソン（Jackson）らが報告したマウスポックスウイルスの研究[5] で、マウスの避妊ワクチンとして作ったウイルスが、免疫系に影響を与えて従来のワクチンを無効化し、強い致死効果を表したのである。この結果をマウスポックスウイルスと近縁のヒト天然痘ウイルスに応用した場合、ワクチンの効かない殺人ウイルスが製造されるのではないかとの懸念が持ち上がった。

米 New York Times 紙は「改変マウスウイルスは生物兵器の警鐘 / 人間に起きれば致死的だ」と見出しを掲げている[6]。本研究の内容の公表をめぐり、研究者は事前にオーストラリア軍当局に情報提供した上で協議していたが、最終的に公表することが決定され、情報公開の制限と出版の自由に関する点も問題となった。

引用文献

1) P. Berg et al., "Letter: Potential Biohazards of Recombinant DNA Molecules," *Science* 185（1974）: 303.

2) ジェニファー・ダウドナ、サミュエル・スターンバーグ『CRISPR（クリスパー）- 究極の遺伝子編集技術の発見（文春 e-book）』文藝春秋、2017 年。

3) Borzenkov, V.M et al., "The additive synthesis of a regulatory peptide in vivo: the administration of a vaccinal Francisella tularensis strain that produces beta-endorphin," *Bulletin of Experimental Biology and Medicine*, Vol. 116, No. 8, 1993, pp. 151-153.

4) Pomerantsev, A.P et al., "Expression of cereolysine AB genes in Bacillus anthracis vaccine strain ensures protection against experimental hemolytic anthrax infection," *Vaccine*, 15, 1997, pp. 1846-1850.

5) Jackson, R.J et al., "Expression of mouse interleukin-4 by a recombinant ectromelia virus suppresses cytolytic lymphocyte responses and overcomes genetic resistance to mousepox," *Journal of Virology*, Vol.75, No.3, February 2001, pp. 1205-1210.

6) "Modificd Mouse Virus Sounds Bio-Warfare Alarm / Similar process in humans could be deadly", *New York Times*, January 23, 2001.
https://www.sfgate.com/news/article/Modified-Mouse-Virus-Sounds-Bio-Warfare-Alarm-2960842.php

（四ノ宮成祥・須江秀司）

Fink レポートが掲げる生物兵器凶悪化につながる7つの研究課題について教えてください。

① Fink レポートは、米国科学アカデミーが 2004 年に発表した報告書「テロリズムの時代における生命工学研究」のことで、作成した委員会の委員長名に由来しています。
②遺伝子操作技術の飛躍的な進歩が生物兵器開発に悪用されかねないとして、7種類の実験を「憂慮すべき実験」に指定しています。
③レポート発刊に前後して7種類に該当する研究論文が発表され、議論を呼んでいます。

ポイント

Fink レポートが出された背景には、2001 年の 9.11 米同時多発テロや炭疽菌郵送テロ事件に加え、1990 年代から遺伝子操作を使った研究成果が病原体の凶悪化につながる懸念があった。同レポートはこうした生命工学研究の問題点を指摘しながら、正当な研究に対する過剰な規制を防ぐための枠組み作りとして、科学界の教育、研究計画・出版段階の審査、バイオセキュリティ国家科学諮問委員会（NSABB）の設置、調和の取れた国際的管理等、7つの提案を行っている。

1.　Fink レポートとは

　米国科学アカデミーが 2004 年に発表した報告書「テロリズムの時代における生命工学研究（Biotechnology Research in an Age of Terrorism）」のことで、報告書を作成した「生命工学の破壊的応用を予防するための研究基準と慣行に関する委員会」の委員長でマサチューセッツ工科大学（MIT）遺伝学の教授であるジェラルド・フィンク（Gerald Fink）の名前に由来している。
　同レポートは、半世紀以上にわたる遺伝子操作技術の飛躍的進歩が、人類に恩恵をもたらす反面、新たな生物兵器開発やバイオテロにも悪用される懸念、いわゆる「デュアルユース・ジレンマ（dual use dilemma）」があるとして、科学コミュニティーがイニシアチブをとって、生命工学に関する自由な研究と安全保障の両立を図る目的で作成された。18 名の執筆者は、微生物学、分子遺伝学、細胞生物学をはじめ、化学・生物兵器防護や、軍事戦略・作戦、軍備管理の専門家から構成されている[1]。

2.　生物兵器凶悪化につながる7つの研究課題

　Fink レポートでは、悪用や生物兵器への転用の懸念がある7種類の実験分野を以

下のとおり特定しており（表 1）、こうした実験を行う前や実験内容を公表する前に、当該分野の専門家による審査及び審議を求めている[2]。

表 1　Fink レポートが示した問題となる 7 つの研究カテゴリー

1.　ワクチンの無効化 ヒト及び動物に対するワクチンの両方が含まれる。既存のワクチン接種では感染防御が困難となるもの。　例：ワクシニアウイルスや痘瘡ウイルスの遺伝子改変（IL-4 遺伝子の挿入）による強毒化。
2.　有用抗菌剤等への耐性獲得 既存の抗菌治療が無効となり、新規治療法の開発が必要となるもの。例：炭疽菌にシプロフロキサシン（抗生物質）抵抗性を導入する実験など。
3.　微生物の毒性増強 植物、動物、ヒトに対する病原体に適応。病原因子に相当する遺伝子や生理活性物質を他の微生物に意図的に組み込む。　例：炭疽菌へのセオライシン（溶血毒素）遺伝子の導入、野兎病菌への β - エンドルフィン（生理活性物質）遺伝子の導入、ワクシニアウイルスへの SPICE（痘瘡由来の病原因子）遺伝子の導入。
4.　病原体の伝染性増強 同種の中であるいは種を越えて伝搬性を増強する場合。遺伝子を運ぶベクターの能力を高め病気を伝播させるような場合。
5.　病原体の宿主変更 種を越えて感染しない病原体を人畜共通感染性に変化させるようなもの。また、ウイルスの指向性を変える場合も含む。　例：ヒトに感染性を持つ鳥インフルエンザウイルスの作成
6.　病原体の検知抵抗性 抗体による検知を逃れるための病原体の被覆。分子検知を逃れるための遺伝子配列改変。
7.　病原体や毒素の兵器化 外部環境下での病原体の安定化。吸入可能なエアロゾル化、広範な地域への散布システムの開発、不活化しやすい微生物についてのマイクロ被包化技術、薬やワクチンを用いる際のエアロゾル化技術、ウイルスの作成等もこの項目に含まれる。

引用文献

1）　Committee on Research Standards and Practices to Prevent the Destructive Application of Biotechnology, National Research Council, *Biotechnology Research in an Age of Terrorism*, 2004. 邦文抄訳『テロリズムの時代における生命工学研究』慶應義塾大学グローバルセキュリティ研究所　齋藤智也、平成 22 年 8 月）。
　　https://www.nap.edu/catalog/10827/biotechnology-research-in-an-age-of-terrorism

2）　四ノ宮成祥、河原直人編『生命科学とバイオセキュリティ－デュアルユース・ジレンマとその対応』東信堂、2013 年。

（須江秀司・四ノ宮成祥）

1918年型スペイン風邪ウイルスが人工合成された と聞きました。どのようにつくられたのでしょうか？

A nswer
①スペイン風邪（1918年）で亡くなった患者の肺病理組織のウ イルスRNA情報をもとに、合成生物学と逆遺伝学的手法によ り当時のウイルスが人工合成されました。
②現存しなくても情報さえあれば過去のウイルスを蘇らせること ができるようになったことから、バイオセキュリティ上の議論を喚起してい ます。

ポイント　2005年に人工合成されたスペイン風邪ウイルスは、2012年に米保健福 祉省が出した「生命科学におけるデュアルユース性が懸念される研究を 監視するための米国政府政策」に定める特定病原体リストに加えられた。こうし たデュアルユース性が懸念される研究の同定や管理に対し、Finkレポート（Q61 参照）の提言により設置されたNSABB（バイオセキュリティ国家科学諮問委 員会）が助言をしている[3]。

1. スペイン風邪とは

　1918年に流行したスペイン風邪は、インフルエンザウイルスのパンデミックが原 因で、全世界で2～5千万人が死亡したと言われる。当時は、原因となった病原体が 何であるかは知られていなかった。世界で初めてインフルエンザウイルスが株化され たのは1934年になってからであり、当然ながら世界中のどの研究室も当時のスペイ ン風邪ウイルスを保有していない。このため、感染力、毒力などスペイン風邪ウイル スの性質を研究することができなかった。

2. 合成生物学と逆遺伝学によるスペイン風邪ウイルスの人工合成

　タンペイ（T.M. Tumpey）らは、スペイン風邪で亡くなった患者の病理組織片 からウイルス遺伝子を回収し、その遺伝子断片をつなぎ合わせながら塩基配列の解析 を丹念に行い、足りない部分は合成生物学（Q64参照）の技術を取り入れながら、 2005年遂に1918年型のスペイン風邪ウイルスを再構成するに足る遺伝情報を構築し た。さらに、逆遺伝学（Reverse genetics）の技術を使って、当時のウイルスを 感染性のある粒子として蘇らせ、動物を使った感染実験を行ったのである[1]。その結 果、スペイン風邪ウイルスは増殖性や病原性の点で通常のインフルエンザウイルスよ りも勝っていることが判明した。逆遺伝学の技術は、元は癌研究や分子生物学領域の

研究で一般的に使われている技術で、特定の遺伝子を選択的に欠失・破壊することで、その遺伝子の機能を解析する手法である[2]。本研究では、ウイルスの遺伝子をプラスミドとして増やし、それを宿主細胞に導入することで目的のインフルエンザウイルス粒子を作成した。

3. デュアルユース上の問題

この研究は、現存しなくても情報さえあれば過去に遡ってウイルスを作成することができるということを示しており、生命科学に大きな進歩をもたらした。一方で、悪用や誤用の懸念もあることから、バイオセキュリティの観点から問題が持ち上がった。このため、同研究論文末尾には「Note added in proof（校正時の追加注釈）」として、以下のような但し書きが付け加えられている[1]。

> This research was done by staff taking antiviral prophylaxis and using stringent biosafety precautions to protect the researchers, the environment, and the public. The fundamental purpose of this work was to provide information critical to protect public health and to develop measures effective against future influenza pandemics.
>
> 本研究は、抗ウイルス予防薬を服用した研究員により行われ、研究者自身、環境、公衆を保護するためバイオセーフティ上の厳格な注意が払われた。本研究の根本的な目的は、将来のインフルエンザ流行に対して公衆衛生を保護し効果的な方策を開発するために重要な情報を提供することであった。
>
> （邦文は筆者による翻訳）

学術雑誌では投稿論文の学術的レベルを審査するために通常、同一分野の専門家による**学術査読（ピア・レビュー）**が行われるが、本論文については、セキュリティ上の問題が持ち上がった際の査読である**バイオセキュリティ・レビュー**（Q68 参照）が行われた最初のケースだと思われる。

引用文献

1) Tumpey, T.M., Basler, C.F., Aguilar, P.V., Zeng, H., Solórzano, A., Swayne, D.E., Cox, N.J., Katz, J.M., Taubenberger, J.K., Palese, P., and García-Sastre, A., "Characterization of the reconstructed 1918 Spanish influenza pandemic virus," *Science*, Vol. 310, Issue 5745, Oct 7, 2005, pp. 77-80.

2) 国立遺伝学研究所　https://www.nig.ac.jp/museum/livingthing/16_d.html

3) "United States Government Policy for Oversight of Life Sciences Dual Use Research of Concern," March 2012, http://www.phe.gov/s3/dualuse/Documents/ us-policy-durc-032812.pdf.

（須江秀司・四ノ宮成祥）

GOF（Gain of Function）研究とは何ですか？

 ① GOF 研究は病原体に遺伝子操作を加えて新たな機能を付与しようとする研究で、「機能獲得研究」と呼ばれています。
② H5N1 高病原性鳥インフルエンザウイルスに遺伝子変異を導入し、哺乳類（フェレット）にも飛沫感染するウイルスを作成した研究がその代表的なものです。
③ GOF 研究には多くの形態があるため、個々の実験ごとに Risk-Benefit を検討する必要があります。

ポイント　米政府は 2014 年、バイオセキュリティ及びバイオセーフティ上の不祥事が複数発生したことを受け、同年 10 月、GOF 研究としてインフルエンザ、中東呼吸器症候群（MERS）及び重症急性呼吸器症候群（SARS）の各ウイルスの哺乳類に対する病原性・呼吸器感染力強化に関する研究について資金拠出を一時停止した。この措置は、米国バイオセキュリティ国家科学諮問委員会（NSABB）が GOF 研究に対する体制見直しの提言書をまとめた後の 2017 年 12 月に解除された[1]。

1. GOF 研究とは

　病原体に遺伝子操作を加えてそれに新たな機能を付与しようとする研究を**機能獲得研究**（Gain of function research：GOF 研究）と呼ぶ。2012 年 6 月に米英の科学ジャーナルに掲載された H5N1 高病原性鳥インフルエンザに関する二本の研究[2][3]がその最たる例である。当該研究では、本来、鳥にしか感染しないインフルエンザウイルスを意図的に**遺伝子改変**し、哺乳類（フェレット）にも飛沫感染するウイルスを作成した。

2. インフルエンザウイルス研究を発端に一大議論へ発展

　2003 年の初発例以降、H5N1 高病原性鳥インフルエンザがヒトに感染し死亡する例が東南アジア等で発生している。これまでの例は家禽類からヒトへの偶発的感染のみで、ヒトからヒトへの感染は報告されていない。しかし、感染者から分離されたウイルスには、ヒトに順化するような遺伝子変異が見られており、ヒトへの伝搬性を持つウイルスの出現が懸念されている。上記二本の研究も、感染メカニズムの解析、流行予測、ワクチン開発に繋がるもので、研究テーマの本質は正当なものである。しか

し、フェレットへの感染モデルは、ヒトへの感染を模擬するものとも考えられ、こうした研究は Fink レポート（Q61 参照）が指摘する「病原体の宿主変更」に該当する。このため、当該論文の掲載に先立ち、作成したウイルスの悪用や人為ミスで漏出した際のパンデミックが懸念され、科学者やマスコミを巻き込んでの一大議論に発展した。雑誌編集局は論文をバイオセキュリティ・レビューに回し、それらの公表について NSABB が判断を行うこととなった。最終的には、委員会の投票により可決され、2012 年 6 月に Science 誌[2] 及び Nature 誌[3] に公表された。

3. 米国政府の対応

　GOF 研究の議論の的となった二つの研究が米保健福祉省・国立衛生研究所（NIH）の資金拠出を受けていたこともあり、米保健福祉省は 2013 年 2 月に H5N1 高病原性鳥インフルエンザ研究課題に関する審査基準を公表し、GOF 研究に資金拠出する基準を以下（表１）のとおり定めた[3]。

表 1　資金拠出の基準

1）作出予定のウイルスが、自然界においても将来的に出現する可能性がある
2）科学的な問いに答え、かつ公衆衛生上の意義を有している
3）同じ科学的疑問に対して、提示する手段よりもリスクの低い方法では答えることができない
4）研究従事者と大衆に対しバイオセーフティ上のリスクが十分に軽減される管理体制下にある
5）バイオセキュリティ上のリスクが十分に軽減される管理体制下にある
6）研究成果は人類の健康に対する潜在的利益をもたらすものとして広く共有されることが見込める
7）研究課題の実施状況についてファンディングを通じた不正の監視とコミュニケーションの管理ができる体制となっている

引用文献

1)　"NIH Lifts Funding Pause on Gain-of-Function Research," December 19, 2017. https://www.nih.gov/about-nih/who-we-are/nih-director/statements/nih-lifts-funding-pause-gain-function-research

2)　Herfst, S., Schrauwen, E.J., Linster, M., Chutinimitkul, S., de Wit, E., Munster, V.J., Sorrell, E.M., Bestebroer, T.M., Burke, D.F., Smith, D.J., Rimmelzwaan, G.F., Osterhaus, A.D., and Fouchier, R.A., "Airborne transmission of influenza A/H5N1 virus between ferrets," *Science*, Vol. 336, Issue 6088, June 22, 2012, pp. 1534-1541.

3)　Imai, M., Watanabe, T., Hatta, M., Das, S.C., Ozawa, M., Shinya, K., Zhong, G., Hanson, A., Katsura, H., Watanabe, S., Li, C., Kawakami, E., Yamada, S., Kiso, M., Suzuki, Y., Maher, E.A., Neumann, G., and Kawaoka, Y., "Experimental adaptation of an influenza H5 HA confers respiratory droplet transmission to a reassortant H5 HA/H1N1 virus in ferrets," Nature, Vol. 486, Issue 7403, June 21, 2012, pp. 420-428.

4)　"A Framework for Guiding U.S. Department of Health and Human Services Funding Decisions about Research Proposals with the Potential for Generating Highly Pathogenic Avian Influenza H5N1 Viruses that are Transmissible among Mammals by Respiratory Droplets," February 2012, https://www.phe.gov/s3/dualuse/Documents/funding-hpai-h5n1.pdf.

（須江秀司・四ノ宮成祥）

Q64 合成生物学によるウイルス合成例について教えて下さい。

① 合成生物学（Synthetic biology）は、遺伝子を一から化学的に人工合成して生物を構成する研究領域です。
② 遺伝情報（塩基配列）さえ入手できれば、ウイルス等の作成が可能で、出発となる微生物材料は必要ありません。
③ 2002 年にポリオウイルスが人工合成され、以後、研究が急速に発展し、新たなデュアルユース問題になっています。
④ 2017 年には馬痘ウイルスが人工合成され、痘瘡（天然痘）ウイルスの作成は技術的にクリアされたと言われています。

ポイント 合成生物学の発展により、病原体管理のあり方が問われている。これまでは感染性の微生物や毒素そのもの（有形資産）が移譲や輸出規制の対象だったが、今後は微生物の合成技術といった無形資産の取り扱いに関心が移りつつある。しかし、微生物の塩基配列情報に関する規制強化は、研究の進展や工業的発展の阻害要因となる可能性があり、バランスの取れた検討と対策が求められている。

1. 合成生物学とは

　合成生物学は、遺伝子を一から化学的に人工合成して生物を構成しようとする研究領域で、核酸の人工合成が容易かつ安価になったことや、**遺伝子発現に関するコンピュータシミュレーション技術**の発展により、一部のウイルスの人工合成が可能になってきた。従来は病原体の培養や**遺伝子操作**による組換え体の作成には出発となる微生物材料が必要だったが、今では遺伝情報（塩基配列）さえ入手できればウイルス等の作成ができるようになってきている。

2. ポリオウイルスの完全人工合成

　合成生物学の幕開けとなる研究として注目されるのは、2002 年に Science 誌に発表されたポリオウイルスの完全人工合成の論文である[1]。ポリオウイルスは「小児まひ」の原因ウイルスで、脊髄に炎症を起こすと支配神経領域の筋肉の永続的な麻痺を来す。**世界保健機関（WorldHealth Organization: WHO）**は、1988 年からワクチンによるポリオ根絶計画を進めており、近年では限られた国のみに見られる疾患となった。

　本研究は、ウイルス由来の核酸断片は使用せず、遺伝（塩基配列）情報のみを元に完全化学合成されたヌクレオチドを繋ぎ合わせた DNA から、無細胞系の中で感染性のポリオウイルス粒子の作成に成功した。本研究について、英国の医学系ジャーナルは「間違いなく病原微生物を人工的に合成したということであり、生物学的安全性（バイオセーフティ）、生命倫理、テロ防止などの観点から問題点が持ち上がった」と批判している [2]。

3.　急速に発展する合成生物学

　こうしたポリオウイルスの人工合成を「無責任だ」[2] と批判していた米国のヴェンター（Craig Venter）のグループは、2003 年にはバクテリオファージφX174（5,386 塩基対）の全ゲノム合成を 2 週間という短期間で成し遂げている [3]。

　さらに、2008 年に細菌マイコプラズマ・ジェニタリウム（*Mycoplasma genitalium*）の全ゲノム人工合成に成功した後 [4]、2010 年には合成人工ゲノムを有する細菌の作成に成功した [5]。これは祖先となる親細菌のゲノムを持たないいわゆる「親なし細菌」の誕生である。ヴェンターらは、細菌ゲノムから分裂や生存に不要な遺伝子を極限まで削ぎ落とし、2016 年に世界最小のゲノムを持つ細菌「ミニマル・バクテリア」の作成に成功した [6]。

引用文献

1)　Cello J, Paul AV, Wimmer E. Chemical synthesis of poliovirus cDNA: generation of infectious virus in the absence of natural template. *Science*. 2002 Aug 9; 297（5583）:1016-8.
2)　Josefson D. Scientists manage to manufacture polio virus. *BMJ*. 2002; 325（7356）:122.
3)　Smith, H.O., et al. "Generating a synthetic genome by whole genome assembly: phiX174 bacteriophage from synthetic oligonucleotides," *Proceedings of the National Academy of Science of the USA*, Vol. 100, No. 26, Dec 23, 2003, pp. 15440-15445.
4)　Gibson, D.G., et al. "Complete chemical synthesis, assembly, and cloning of a Mycoplasma genitalium genome," *Science*, Vol. 319 Issue 5867, Feb 29, 2008, pp. 1215-1220.
5)　Gibson, D.G., et al. "Creation of a bacterial cell controlled by a chemically synthesized genome," *Science*, Vol. 329, Issue 5987, Jul 2, 2010, pp. 52-56.
6)　Hutchison, C.A. 3rd, et al. "Design and synthesis of a minimal bacterial genome," *Science*, Vol. 351, Issue 6280, Mar 25, 2016.

（須江秀司・四ノ宮成祥）

Q65 天然痘ウイルスの人工合成は可能なのでしょうか？

Answer

①カナダの研究者が 2017 年に合成生物学の技術を使って馬痘ウイルス（horsepox virus）の人工合成に成功しました。

② 1980 年に根絶された天然痘の原因となる痘瘡ウイルスは馬痘ウイルスの近縁種でゲノムサイズも小さいことから、痘瘡ウイルスの人工合成は技術的に可能になったものと考えられています。

③このため、天然痘テロに利用される等のリスクが指摘されています。一方、実験を行った研究者及び掲載誌は、天然痘ワクチンの改善に役立つとともに、根絶した病原体への対策も検討するべきだと反論しています。

ポイント 本研究は、天然痘の根絶以降、米露で保存している痘瘡ウイルス廃棄の是非を巡る議論に一石を投じるかもしれない。これまでの議論で、廃棄派は残されたウイルス廃棄で事故・盗難・流出のリスクが減ると主張し、保持派は痘瘡ウイルスの研究により科学的知見の獲得や、ワクチンの改善に役立つのだと強調する[1]。しかし、馬痘ウイルス作製の研究を受け、米国立衛生研究所（NIH）の専門家は「合成が可能ならば廃棄・保存の議論は意味がなくなった」、独ロベルト・コッホ研究所の専門家は「同研究はこれまでの議論のゲーム・チェンジャーになった」とそれぞれ Science 誌に語っている[2]。

1. 馬痘ウイルスの人工合成に成功：天然痘テロのリスクも

カナダ・アルバータ大学のデイビッド・エバンス（David Evans）らが 2017 年 7 月、合成生物学（synthetic biology、Q64 参照）の技術を使い馬痘ウイルス（horsepox virus）の人工合成に成功したと発表した。馬痘ウイルスは、WHO（世界保健機関）の天然痘根絶プログラムにより 1980 年に根絶された痘瘡ウイルスと近縁種である。また、そのゲノムサイズは痘瘡ウイルスよりも 2 万 6 千塩基対以上も大きい。したがって、痘瘡ウイルスの製造は技術的に可能と考えられており、テロに利用される危険性などのバイオセキュリティ上の議論が沸き起こった。

翌 2018 年に PLoS ONE 誌に掲載された論文[3] によると、エバンスらは email のオーダーによりドイツ所在企業（GeneArt™）から DNA 断片（約 3 万塩基対）を購入し、それらをつなぎ合わせて馬痘ウイルスのゲノム（21 万 2 千塩基対）を半年間で合成、再生した馬痘ウイルスをもとに天然痘に対する生ワクチン（TNX-801）の製造を行った。研究に要した費用は約 10 万ドル（日本円にして約 1,100 万円）で、米ニュー

ヨーク所在製薬企業（Tonix）が研究費用を負担した[2)4)5)]。

　エバンスは論文で、「デュアルユース及び公衆衛生上の問題点は理解している。近年は逆遺伝学や、2002 年のポリオウイルス人工合成（Q64 参照）、1918 年スペイン風邪（Q62 参照）の研究で使った技術によりほとんどのウイルスの合成が可能である。痘瘡ウイルスのゲノム配列は 1993 年の研究で公知となり、我々の研究が公衆衛生上の議論に重要な示唆を与えることを示した。本研究で合成生物学に関する新しい精緻な議論が展開され、ワクチン開発が進むことを希望する」旨、述べている[3)]。

2.　研究への批判

　エバンスらの研究に対する主な批判を整理すると、以下のとおりとなる[6)]。

- ・1980 年の天然痘根絶宣言以降、ワクチン接種もなくなり多くの人が免疫を持たない。本研究により痘瘡ウイルスの作り方が分かり、バイオテロ等に利用される恐れがある。
- ・エバンスらの研究は、副作用が多いとされるワクチンの改善を目的としている。しかし、現在は MVA や LC16m8 などのように以前よりも安全なワクチンも開発されている。本研究から得られる利益（benefits）はなく、論文掲載は大きな間違いである。

　エバンスらの研究は Science 誌及び Nature Communications に投稿されたが、採択されなかった。一方、掲載した PLoS ONE 誌は「本誌のデュアルユース委員会で検討した結果、掲載によりワクチン改善などの利益がリスクを上回ると判断した」と説明している。また、エバンス自身も周囲からの批判に対し、次のように反論している[7)]。

- ・ウイルス製造には科学的なトレーニングを積んだスキルや設備が必要で、それはどこでも入手できるものではない。
- ・現在、米露のもとに保管された痘瘡ウイルスを使ったワクチン開発を行っているが、ワクチン備蓄を補充する方策も必要である。
- ・天然痘やポリオウイルスの記憶が薄れるに伴い、これらの病原体が引き起こすリスクに関する教育が課題で、公衆衛生当局は根絶した病原体からも市民を守ることが必要である。
- ・技術進歩により、どのような病原体も永遠に「根絶」されることはない。

引用文献
1)　齋藤智也「バイオプリペアドネスと社会のバイオセキュリティの向上」（四ノ宮成祥、河原直人 編著『生命科学とバイオセキュリティ - デュアルユース・ジレンマとその対応』）東信堂、2013 年。
2)　Kai Kupferschmidt, 'How Canadian researchers reconstituted an extinct

poxvirus for $100,000 using mail-order DNA', *Science*, July 6, 2017,
https://www.sciencemag.org/news/2017/07/how-canadian-researchers-reconstituted-extinct-poxvirus-100000-using-mail-order-dna

3) Noyce RS, Lederman S, Evans DH (2018) Construction of an infectious horsepox virus vaccine from chemically synthesized DNA fragments. PLoS ONE 13(1): e0188453.
https://doi.org/10.1371/journal.pone.0188453

4) Tonix Press Release, Tonix Pharmaceuticals Announces Demonstrated Vaccine Activity in First-Ever Synthesized Chimeric Horsepox Virus, March 2, 2017,
https://www.tonixpharma.com/news-events/press-releases/detail/1052/tonix-pharmaceuticals-announces-demonstrated-vaccine

5) WHO Advisory Committee on Variola Virus Research Report of the Eighteenth Meeting, Geneva, Switzerland 2-3 November 2016,
https://www.who.int/csr/resources/publications/smallpox/18-ACVVR-Final.pdf?ua=1

6) Kai Kupferschmidt, 'A paper showing how to make a smallpox cousin just got published. Critics wonder why', Science, January 19, 2018,
https://www.sciencemag.org/news/2018/01/paper-showing-how-make-smallpox-cousin-just-got-published-critics-wonder-why

7) Noyce RS, Evans DH (2018) Synthetic horsepox viruses and the continuing debate about dual use research. PLoS Pathog 14(10) : e1007025.
https://doi.org/10.1371/journal.ppat.1007025

（須江秀司・四ノ宮成祥）

ゲノム編集とはどのような技術ですか？

A
nswer

①ゲノム編集（Genome editing）は、人工的に作った酵素が標的としたゲノムの塩基配列に結合し、これを切断して改変する技術です。

②ゲノム編集を一気に加速させたのは CRISPR/Cas9（クリスパー・キャスナイン）と呼ばれる技術で、簡便かつ安価なことが特徴です。

③ゲノム編集技術は革新を続けており、農作物・家畜の品種改良などに利用されるほか、遺伝子治療への応用が期待されていますが、ヒト受精胚への利用については倫理的な観点から国際的な議論を呼んでいます。また、2016 年版米情報機関の報告書は、大量破壊兵器拡散の脅威の一形態としてゲノム編集を指摘しています。

ポイント

　　ゲノム編集は、遺伝子改変動物の作成（ノックアウト、ノックイン）、農作物及び家畜の品種改良、遺伝子治療などで導入が進められる一方、ヒトの受精胚のゲノム編集について生命倫理的観点から国際的な議論を呼んでいる。また、2016 年版米情報機関コミュニティーの報告書「世界の脅威評価」は、大量破壊兵器拡散の脅威の形態としてゲノム編集を取り上げた。ゲノム編集は「潜在的に有害な生物剤等を生み出すリスクを増加させ・・・このデュアルユース技術の広範な流布と低コスト、加速度的な開発のペースを考えれば、その誤用は意図的であるか否かを問わず、経済及び国家安全保障に多大な影響を及ぼすであろう」と述べている [1)2)]。具体的な言及はないものの、2012 年以降に急速に広まった CRISPR/Cas9 を念頭においたものとされる [3)]。

1. ゲノム編集とは

　　従来の遺伝子組換え技術は細胞内から遺伝子を抽出した後、その塩基配列を切断・結合しながら新たな塩基配列にし、再び細胞の中に戻し遺伝子の発現を待つ手法だった。ゲノム（遺伝子）編集はこれとは異なり、細胞内で標的とする塩基配列を直接書き変える技術で、1970 年代後半からその概念はあった。

　　ゲノム編集では、人工的に作った酵素（核酸分解（切断）酵素、制限酵素、ヌクレアーゼとも呼ばれる）が標的とした塩基配列に結合し、これを切断して改変する。これは、細菌にウイルスが侵入した際、ウイルスの DNA を切断・不活性化し駆逐するという細菌が本来持っている特性を利用したものである [4)5)]。ゲノム編集で求めら

れる主な機能は、①書き変えたい部位の DNA 配列の認識、②認識した DNA 配列の切断、③多様な DNA 配列を狙って切断できるよう容易にプログラムすることが可能、といった点で、これらを正確かつ簡便に行うための研究開発が進んでいる[2]。

2. 初期のゲノム編集技術：第一世代「ZFN」、第二世代「TALEN」

初期のゲノム編集技術は、1996 年にジョンズ・ホプキンス大学の研究者が開発したもので、ジンクフィンガー・ヌクレアーゼ（Zinc-finger nuclease: ZFN）を用いた技術である。ZFN は改変したい部分に結合するジンクフィンガー・タンパク質（ZFP）と、DNA を切断する FokI ヌクレアーゼの混合蛋白（キメラヌクレアーゼ）を用いる。しかし、ZFN は高価で、ヌクレアーゼの設計が難しいこと、また誤った DNA 配列を標的としたり、正しく認識したとしても切断しないなど、精度が低いために利用は限定的だった[2][5]。

2010 年に登場した Transcription activator-like effector nuclease：TALEN、ターレン）は、植物病原細菌キサントモナスが作る DNA の特定領域を認識する転写活性化因子様エフェクター（TALE）というタンパク質と、ZFN で使われている DNA 切断機構を組み合わせた技術のため TALE ヌクレアーゼ（TALEN）と呼ばれている[2][5]。TALEN は標的とした長い塩基配列でも認識する点では特異性が高いが、依然として作業に慣れている特定の研究グループのみが使い得る技術とされる。

3. ゲノム編集を一変させた技術：CRISPR/Cas9

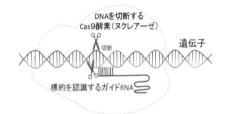

図 1　CRISPR/Cas9 による DNA の切断

こうしたなか、2012 年に米カリフォルニア大のジェニファー・ダウドナとスウェーデン・ウメオ大のエマニュエル・シャルパンティエらが Clustered Regularly Interspaced Short Palindromic Repeats/CRISPR associated proteins（CRISPR/Cas9）と呼ばれる技術を開発した。この技術は ZFN や TALEN と比較して低コストで、標的とした塩基配列を自在に効率良く編集できるため、ゲノム編集の研究が一気に拡大した。CRISPR/Cas9 は、標的を認識するガイド RNA と DNA を切断する Cas 9 酵素（ヌクレアーゼ）の複合体で構成される（図 1）。ゲノム編集は更なる発展を遂げており、九州大学が開発した DNA を切断せずに DNA 及び RNA を書き換える PPR（pentatricopeptide repeat）や[8]、2019 年には同じくゲノムを切断せずに DNA fragment レベルで正確に置換する Prime editing 技術が報告されている[9]。

ゲノム編集技術の比較 [6][7]

項目	ZFN	TALEN	CRISR/Cas9
費用	非常に高額	高額	低額
標的の効率	不定	中	高
複数の標的への対応	困難	困難	容易
設計等の難易度	多大な時間	ZFNよりは早い	シンプル

4. ゲノム編集を利用した遺伝子ドライブ

　ゲノム編集ツール自体を遺伝子操作してゲノム内に組み込み、世代間を超えてゲノム編集効果を加速・浸透させることにより、特定の遺伝子のみを偏って遺伝させる仕組みを遺伝子ドライブ（Gene drive）と呼ぶ。ゲノム編集を利用した遺伝子ドライブは、マラリアを伝播しない蚊の作成によるマラリアの撲滅や外来種の駆除による環境保護などに利用されようとしている。

引用文献

1) "Worldwide Threat Assessment of the US Intelligence Community Senate Armed Services Committee", February 9, 2016, https://www.armed-services. senate.gov/imo/media/doc/Clapper_02-09-16.pdf.

2) ジェニファー・ダウドナ、サミュエル・スターンバーグ『CRISPR（クリスパー） - 究極の遺伝子編集技術の発見（文春e-book）』文藝春秋、2017年。

3) Regalado. A, "Top U.S. Intelligence Official Calls Gene Editing a WMD Threat," *MIT Technology Review*, February 9, 2016,
   https://www.technologyreview.com/s/600774/top-us-intelligence-official-calls-gene-editing-a-wmd-threat/.

4) 山本卓「ゲノム編集の歴史と基礎」関東化学株式会社『The Chemical Times 特集テーマ：遺伝子工学 ゲノム編集と最新技術』第251号（2019年1月）。
   https://www.kanto.co.jp/dcms_media/other/CT_251_01.pdf

5) NHK「ゲノム編集」取材班『ゲノム編集の衝撃 -「神の領域」に迫るテクノロジー』NHK出版、2016年。

6) Chandrasegaran S., Carroll D., "Origins of Programmable Nucleases for Genome Engineering", *Journal of Molecular Biology*, Volume 428, Issue 5, 27 February 2016, Pages 963-989.

7) 科学技術振興機構研究開発戦略センター『調査報告書ゲノム編集技術』（2015年3月）。https://www.jst.go.jp/crds/pdf/2014/RR/CRDS-FY2014-RR-06.pdf

8) 'Why PPR could be the next CRISPR', Nature research, https://www.nature.com/articles/d42473-019-00327-w.

9) Anzalone, A.V. et al. Search-and-replace genome editing without double-strand breaks or donor DNA. *Nature* 576, 149-157 (2019).

（須江秀司・四ノ宮成祥）

DNA 受託合成におけるバイオセキュリティ体制について教えてください。

① 合成生物学の進歩により、これまでポリオウイルス、1918 年型スペイン風邪ウイルス、馬痘ウイルスなどが作製されており、バイオセキュリティ的な観点から DNA 受託合成に対する適切な管理が求められています。

② DNA 受託合成会社は国際的な事業体である International Gene Synthesis Consortium（IGSC）を作って、合成 DNA に関するバイオセキュリティ対策に乗り出しています。

③ しかし、IGSC がカバーする DNA 受託合成のシェアは全体の 80% ほどと言われており、潜在的なブラックマーケットへの対応が課題となっています。

ポイント 遺伝子研究並びに合成生物学研究の領域に於いては、DNA の受託合成はごく一般的な手段となっている。一方で、特定病原体に対するバイオセキュリティ的な観点からの監視の必要性や、逆に発注する DNA シークエンスと知財保護の問題については、まだまだ解決されているとは言えない。

1. 合成生物学研究における DNA 受託合成の役割

合成生物学研究における DNA 受託合成の占める役割は非常に大きい。コストダウン、迅速性、DNA シークエンス確認労力削減の観点から、ほとんどの研究室は DNA の合成を受託会社に依頼・発注している。実際、研究者が希望の DNA シークエンスを email でオーダーすれば、数日以内に目的の DNA 断片が送られてくる。このシステムは、研究者には利便性があり、DNA 受託合成会社としてはビジネスチャンスとなり、双方にとって相互にメリットのあるものとなっている。

2. James Randerson の指摘

2006 年、英国の雑誌「The Guardian」の記者 James Randerson は DNA 受託合成におけるセキュリティの甘さについて言及した[1]。彼が、架空の研究室名で VH Bio という会社に天然痘ウイルスの DNA 断片を online で注文したところ、それとは気づかずに自宅に合成 DNA が郵送されてきた。彼は「多くの研究者は"DNA シークエンスをチェックするのは受託会社の仕事だ"と言っている」と報じ、「現状では DNA 受託合成会社のチェック体制は甘く、テロ防止の観点からも、もう少し有効な規制が行われるべきだ」と論じた。北アメリカやヨーロッパに販路を持つ 12 の DNA 受託合成会社にアンケートを行って調べたところ、特定病原体に関するシークエンス

オーダーかどうかのチェックを常に行っていたのは 5 社のみで、3 社に至っては過去にそのようなチェックは行ったことがないと答えたのである。調査の対象は比較的長鎖の DNA 合成を行っている会社についてであり、100 塩基よりも短い DNA 鎖（いわゆるオリゴヌクレオチド）の合成を行っている会社はその他多数存在する。

　この問題は、当初は飽くまでも DNA 断片の問題であって、それがそのままウイルスの作製につながる訳ではないとの見方が大勢を占めていた。しかし、2017 年に**馬痘ウイルス**が完全人工合成されると（カナダのアルバータ大学と Tonix 社の共同研究、Q65 参照）、状況は一変した。すなわち、合成生物学的手法により DNA 断片を繋ぎ合わせて、感染性のある**痘瘡ウイルス**を作製する技術が現実味を帯びてきたのである。

3. International Gene Synthesis Consortium (IGSC)

　IGSC は DNA 受託合成会社が作る事業体で、自主規制として DNA 受託合成のためのバイオセキュリティ・スクリーニング・プロトコールを公表していた。2017 年の馬痘ウイルス合成問題を受けて、同年 11 月 19 日にプロトコールを改訂し（Harmonized Screening Protocol© v2.0 Gene Sequence & Customer Screening to Promote Biosecurity：表 1）[2)]、「痘瘡ウイルスの DNA については合成しない」ことを決めた。しかし、IGSC でカバーされる DNA 受託合成は全体の約 8 割程度であり、残りの状況については把握が困難となっている。これら自主規制の及ばない販売ルートの中には、潜在的にブラックマーケット化しているものがあるのではないかと危惧されている。

表 1　IGSC の『Harmonized Screening Protocol© v2.0』の骨子

項目	概略・趣旨
1. 遺伝子のスクリーニング	Australia グループ（AG）** が規制する病原体リストに基づき、遺伝子データバンク（例えば、NCBI/GenBank、EBI/EMBL、DDBJ など）と照合することにより、塩基配列情報をスクリーニングする。
2. 顧客のスクリーニング	住所、氏名、所属、email アドレスなどから顧客の確認を行う。受け取り手が特定できないような私書箱宛には発送しない。特定病原体や AG の規制下にある DNA を発注する際には、依頼者に使用目的の記載を求める。
3. 記録の保存	DNA 塩基配列スクリーニング結果、顧客の照合結果、製品の発送情報については、最低 8 年間、記録を保存する。
4. 受注の拒否、報告	問題がある発注に対しては注文を断ることがある。法執行機関や諜報機関と連携を取り情報共有する。

項目	概略・趣旨
5. コンプライアンス	法律や政府の定める規則を遵守する。**痘瘡ウイルスの DNA については合成しない。**
6. 国際協調	CDC、AG、米国政府、EU などと協調する。

引用文献

1） James Randerson: Weapons technology, Did anyone order smallpox? The Guardian, Fri 23 Jun 2006 17.49 BST

https://www.theguardian.com/science/2006/jun/23/weaponstechnology.guardianweekly

2） https://genesynthesisconsortium.org/wp-content/uploads/IGSCHarmonizedProtocol11-21-17.pdf

（四ノ宮成祥）

Part 2

研究論文審査におけるバイオセキュリティ・レビューとは何ですか？

①生命科学研究は人類に恩恵をもたらす反面、生物兵器開発等に悪用されるリスクもあります。このため、研究成果を公表することの是非について専門家で審査することをバイオセキュリティ・レビューといいます。

②米国では 2005 年に設置された NSABB（National Science Advisory Board for Biosecurity：バイオセキュリティ国家科学諮問委員会）が論文を審査して公表の可否を判断しています。

③これまで NSABB のバイオセキュリティの対象となった論文は、1918 年型スペイン風邪インフルエンザの研究や、H5N1 高病原性鳥インフルエンザウイルスの機能獲得研究（GOF research）に関する論文などがあります。

ポイント　米国科学アカデミーが 2017 年に出した報告書「生命科学においてデュアルユースが懸念される研究」[1] は、研究コミュニティーが研究を行う上で求める透明性（transparency）や公開性（openness）と研究成果の悪用によるリスクから国家を守るための秘密保持（secrecy）の重要性の間にある対立関係が増大してきていることを指摘している。その背景には、研究成果がバイオテロ等に使われることに関する脅威認識が専門家によって異なることや、研究成果を秘匿するよりも公にするほうが脅威に対する対抗措置を講ずる端緒になるといった考え方がある。このため、研究のデュアルユース性についてのレッドライン策定にはケースバイケースの詳細な審議が求められ[2]、バイオセキュリティ・レビューの意義は大きいと言える。

1. バイオセキュリティ・レビューとは

　生命科学研究、とりわけ飛躍的に発展する遺伝子操作技術は、人類に恩恵をもたらす反面、新たな生物兵器開発等に悪用される懸念（デュアルユース・ジレンマ）がある。そのため、研究成果を論文として公表することの是非について専門家が事前に審査する必要があり、これをバイオセキュリティ・レビューという。

　2004 年に米国科学アカデミーが発表した報告書「テロリズムの時代における生命工学研究（通称 Fink レポート、Q61 参照）」では、生物兵器開発等への転用の懸念がある 7 種類の実験分野を特定し、同レポートの提言により 2005 年に設置された NSABB（バイオセキュリティ国家科学諮問委員会）が論文を審査し、助言とともに

研究成果公表の可否を判断している[1]。

2. バイオセキュリティ・レビューの対象となった研究論文

　バイオセキュリティ・レビューの対象となった研究論文（表1）には、天然痘ウイルスや炭疽菌に関する研究も含まれるが、注目すべき点はインフルエンザに関する研究論文が多い点である。

　そのうちの一つは、スペイン風邪（1918年）で亡くなった患者の肺病理組織のウイルスRNA情報をもとに、合成生物学と逆遺伝学的手法により当時のウイルスを人工合成した研究で、2005年にScience誌に掲載された（Q62参照）。同論文がScience誌のピア・レビューを受けた際、米保健福祉省（HHS）の傘下機関である疾病対策管理センター（CDC）及び国立衛生研究所（NIH）の中にある国立アレルギー・感染症研究所（NIAID）などと協議することが求められ、最終的にNSABBが審査し承認したものである。

　その他の事例としては、H5N1高病原性鳥インフルエンザウイルスの遺伝子を変異させ、鳥にしか感染しなかったものを哺乳類にも飛沫感染するように改変した研究がある。これは、病原体の遺伝子を操作して新たな機能を付与しようとするもので、機能獲得研究（GOF研究）と呼ばれる（Q63参照）。2012年にNature誌とScience誌に掲載された2つの論文は、いずれもウイルス漏出の際にはパンデミックの懸念があるためNSABBの判断が注目された研究だった[1]。

表1　NSABBのバイオセキュリティ・レビューの対象となった研究論文（2005～2012年）

執筆者・タイトル NSABB受領 2005.9	・ T. M. Tumpey et al., *Characterization of the Reconstructed 1918 Spanish Influenza Pandemic Virus* ・ J. K. Taubenberger et al., *Characterization of the 1918 Influenza Virus Polymerase Genes*
レビュー内容 （概要）	・ 両論文は公表 ・ 米政府は1918年スペイン風邪ウイルスの封じ込めに関する問題点を検討 ・ 論文には論説（editorial）等を付記
結　果	・ 両論文はそれぞれScience誌及びNature誌に掲載された
執筆者・タイトル NSABB受領 2005.11	J. J. Esposito et al., *Genome Sequence Diversity and Clues to the Evolution of Variola Virus*
レビュー内容 （概要）	バイオセーフティ施策、公衆衛生上の利益、掲載の理由を記載
結　果	Science誌に掲載
執筆者・タイトル NSABB受領 2011.11	G. Garufi et al., *Sortase-conjugation Generates a Capsule Vaccine That Protects Guinea Pigs against Bacillus anthracis*
レビュー内容 （概要）	・ 原稿は研究手法及び研究結果の解釈について科学的に不十分と思われ、こうした点が是正されればデュアルユース上の懸念は惹起しないものと思料 ・ 原稿はセンセーショナルで公衆衛生上の懸念を惹起すると思料 ・ 原稿を修正することで惹起する誤解及びセンセーションを軽減
結　果	・ Vaccine誌に掲載

執筆者・タイトル NSABB 受領 2011. 11	・ M. Imai et al., *Experimental Adaptation of an Influenza H5 HA Confers Droplet Transmission to a Reassortant H5 HA/ HIN1Virus in Ferrets* ・ S. Herfst et al., *Airborne Transmission of Influenza A/H5N1 Virus Between Ferrets*
レビュー内容 （概要）	・ 実験の再現を可能にする実験及び突然変異（mutation）のデータを除いた結論部分は公表すべき ・ 研究目的、公衆衛生上の利益、実験前に行ったリスク評価、バイオセーフティ、封じ込め策、バイオセキュリティ上の対策等について記載すべき ※修正原稿を受けて、以下のとおり再レビュー ・ Imai 氏（河岡グループ）の研究は全て掲載 ・ Herfst 氏（Fouchier グループ）の修正原稿のデータ、方法論、結論は掲載すべきだが、現在の内容では認められない（最終的には、委員の投票の結果 12 対 6 の賛成多数で掲載許可） ・ 米国政府は「デュアルユースが懸念される研究（DURC）」を監督・伝達する政策、機微な科学情報への管理されたアクセスの方法を鋭意作成する
結　　果	修正原稿がそれぞれNature誌及びScience誌に掲載

引用文献

1）　National Academies of Sciences, Engineering, and Medicine, *Dual Use Research of Concern in the Life Sciences: Current Issues and Controversies*（Washington, DC: The National Academies Press, 2017）. https://doi.org/10.17226/24761.

2）　C. Boddie et al., "Assessing the Bioweapons Threat," *Science*, August 21, 2015, Vol. 349, No. 6250, pp. 792-793.

（須江秀司・四ノ宮成祥）

Q69 DARPA が出資している Safe Genes Program について教えてください。

① Safe Genes Program では、ゲノム編集（genome editing）の悪用・誤用からヒトや環境を守るための技術開発を目指しています。

② 主に、（1）ゲノム編集を時間的・空間的に制御して編集を元に戻す技術、（2）望まれないゲノム編集に対する対抗手段や予防手段、（3）編集されたゲノムを環境から除去し元の状態に復元する技術、の3つの技術開発を目標としています。

③ 2017年から7つの研究課題に対して、4年間で総額6,500万ドル（およそ70億円）が拠出されることになっています。

Part 2

> **ポイント** DARPA（Defense Advanced Research Projects Agency：国防高等研究計画局）は、科学技術における米軍の優位性を維持するために、国防上重要な事項について分野を問わず研究支援をする部署である。短期間で革新的な技術を生み出すべく、DARPA スタイルと呼ばれる特異な研究資金拠出の仕組みを持っており、プログラム・マネジャー主導のもと研究進捗の運営・管理がなされている。Safe Genes Program はバイオテクノロジーを専門とする Dr. Renee Wegrzyn がプログラム・マネジャーとなって進めている事業である。

1. 科学技術に投資する DARPA

1957年にソ連（当時）が人類初の人工衛星「スプートニク1号」の打ち上げに成功した。東西冷戦で軍事技術にしのぎを削る米国にとって、これは非常にショックな出来事であった（スプートニク・ショック）。米国が科学技術で他国の後塵を拝することは有り得ないという考えのもと、1958年に DARPA（当時の正式名称は ARPA）が組織された。DARPA によってもたらされた技術として我々が良く知っているものに、インターネット（そのプロトタイプの ARPANET）、全地球測位システム（Ground Positioning System：GPS）、ステルス技術などがある。DARPA は、数学、物理、化学、工学、情報・通信系のみならず、近年では神経科学や遺伝子医学領域など医学系研究にも注力しており、Safe Genes Program[1] はその一つである。

2. Safe Genes Program とは？

MIT テクノロジー・レビューによれば、米国の諜報関係者はゲノム編集が大量破

壊兵器開発の元技術となる可能性があることを指摘している[2]。そこで、バイオセキュリティの観点から、Safe Genes Program では遺伝子ドライブ（gene drive）を含めたゲノム編集領域における米軍の防護、健康、即応能力強化を目指し、悪用・誤用からヒトや環境を守るための技術開発を進めている。ウェブページ（図1）にも示すように、（1）ゲノム編集を時間的・空間的に制御して編集を元に戻す技術、（2）望まれないゲノム編集に対する対抗手段や予防手段、（3）編集されたゲノムを環境から除去し元の状態に復元する技術、の3つの技術開発を目標としている。特に、（1）では強固なゲノム編集制御技術をサポートする遺伝子回路や機構の確立を目指し、（2）では有用な手段となる低分子物質や制御法の開発を目標としている。また、（3）では「遺伝子環境浄化療法：genetic remediation」と呼べる技術開発が究極の目的である。

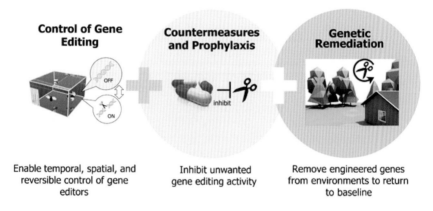

図1　DARPA のウェブページに掲載されている図

3．本研究プログラムへのキーパーソンの参入

　本研究プログラムにおいては、Safe Genes Toolkit の作成と銘打って研究開発が進められているが、特筆すべきはこのような先進技術開発にゲノム編集研究領域のキーパーソンがこぞって参入していることである（表1）。ハーバード大学の George Church は「ヒトゲノムプロジェクト」において研究を主導したほか、新規プログラム「ゲノムプロジェクトライト：GP-write」の主要メンバーでもある。また、ゲノム編集技術を利用した"マンモス復活プロジェクト"も手掛けている。マサチューセッツ工科大学の Kevin Esvelt は新進気鋭の若手研究者で、彼こそが画期的なアイデアである「CRISPR/Cas9 システムを利用した遺伝子ドライブ」の概念を提唱した人物で、巧妙な遺伝子ドライブ制御技術"Daisy drive"の開発を進めている。さらには、カリフォルニア大学バークレー校の Jennifer Doudna は本研究領域の火付け役となったまさに CRISPR/Cas9 技術[3]の発見者その人である。

	研究者	所属	研究課題の内容
1	Amit Choudhary	Broad Institute / Brigham and Women's Hospital-Renal Division / Harvard Medical School	ゲノム編集スイッチのオン・オフ、ハマダラカの遺伝子ドライブの制御、次世代型ゲノム編集の制御
2	George Church	Harvard Medical School	放射線誘発変異を元に戻す技術、酷似する配列を高度に区別できる技術
3	Keith Joung	Massachusetts General Hospital	オフターゲット効果の局限化、多世代にわたる遺伝子ドライブの制御
4	Kevin Esvelt	Massachusetts Institute of Technology	"Daisy drive" platform の作成
5	John Godwin	North Carolina State University	齧歯類の遺伝子ドライブ、生物多様性における外来種の制御
6	Jennifer Doudna	University of California, Berkeley	抗ウイルスゲノム編集ツール（Zika, Ebola などを標的）
7	Omar Akbari	University of California, Riverside	確実で可逆的なネッタイシマカの遺伝子ドライブ制御

表 1　Safe Genes Program における 7 つの研究課題

　※ 2 年後の審査を経て 2020 年段階で継続されているプロジェクトは、1, 3, 6, 7 の 4 件となっている。

引用文献

1）　https://www.darpa.mil/program/safe-genes
2）　MIT Technology Review: Rewriting Life, Top U.S. Intelligence Official Calls Gene Editing a WMD Threat. by Antonio Regalado, February 9, 2016.
3）　Jinek M, Chylinski K, Fonfara I, Hauer M, Doudna JA, Charpentier E: A Programmable Dual-RNA-Guided DNA Endonuclease in Adaptive Bacterial Immunity. *Science* (2012): Vol. 337, Issue 6096, pp. 816-821.

（四ノ宮成祥）

新型コロナウイルス感染症（COVID-19）とは、どのような疾患ですか？

① 新型コロナウイルス感染症（Coronavirus Disease 2019：COVID-19）は、2019 年 12 月に中国の湖北省武漢市で発生した肺炎で、のちにコロナウイルスの一種によるものであることが判明した新興感染症です。

② 中国疾病予防対策センター（China CDC）が、2020 年 1 月 10 日にウイルスの遺伝情報を世界に配信したことで、各国で PCR による検査が可能となりました。

③ WHO は、疾病の重症度と感染性、中国国内での発生状況と世界での拡散などを検討して、2020 年 1 月 31 日に国際的に懸念される公衆衛生上の緊急事態（PHEIC）の宣言を行いました。

④ 日本では、2 月 1 日からこの疾患が指定感染症（2 類感染症相当）、検疫感染症に規定され、4 月 7 日には新型インフルエンザ等対策特別措置法に基づく緊急事態が宣言され、外出自粛の要請などが行われました。（5 月 25 日まで）

ポイント 病原体は、βコロナウイルス属の SARS-CoV-2 である。感染経路は、飛沫感染及び接触感染である。ただしエアロゾルを発生させる医療行為の後に、空気感染が起きる可能性がある。臨床像は、3～5 日の潜伏期後に上気道症状が出現するが、一部が肺炎を呈する。下痢症状は少ない。診断した医師は、直ちに保健所を通じて都道府県知事に届け出る必要があり、患者は基本的に感染症指定医療機関で入院となる。

1. 原因病原体

βコロナウイルス属のエンベロープを有する RNA ウイルスであり、コウモリ由来の SARS-CoV と遺伝子配列の相同性が高いことから、SARS-CoV-2 と命名された。本来の宿主動物は不明である。（5 月 28 日現在）

2. 感染経路

主に患者の飛沫の吸入や患者との直接・間接接触により感染する。閉鎖空間におけるエアロゾルが発生する医療行為による空気感染や、無症状患者のマイクロエアロゾルによる感染もわかってきた。感染者は、発症の 2 日前から感染能力があることが疫学調査の結果から判明した。また環境中のウイルスは、比較的長期間残存できる。（最

長でエアロゾルで3時間、銅の表面で4時間、段ボールの表面で24時間、プラスティック、ステンレスの表面で72時間）

3. 基本再生産数と実効再生産数

基本再生産数（R₀）とは「ある患者が全く免疫を有さない集団において他の人に感染させる平均の数」であり、何も対策を取らなかった時の病原体が有する値である。WHO は中国及び中国外のデータから 2－2.5 とした。一方で、**実効再生産数**（Rt）とは、「さまざまな対応策をとったうえで、実際に新たな人へ感染させた人数の平均値」であり、緊急事態宣言解除の指標ともなった。これが1を下回れば収束に向かうとされる。

4. 臨床経過

潜伏期は、3～5日（1～14日）であり、発熱、咽頭痛、咳嗽、頭痛などの上気道症状が出現する。一部は、高熱、倦怠感、呼吸困難などの下気道症状が出現する。1週間前後持続することが多く、強い倦怠感を訴えることが多い。時に味覚・嗅覚異常が出現するのが特徴である。高齢者、高血圧、糖尿病などの基礎疾患を有する者、透析治療を受けている者などが重症化のハイリスク集団である。

5. 検査と届出

診断のためには病原遺伝子の検出（PCR 法、LAMP 法など）または抗原（イムノクロマト法）の検出を行う。保健所を介した**行政検査**、民間検査会社による検査のいずれも医師が必要と認めた場合には、無症状者にも検査を行うことができる。診断した医師は、直ちに保健所を通じて都道府県知事に届け出る必要がある。

引用文献

1) 厚生労働省. 新型コロナウイルス感染症について：
https://www.mhlw.go.jp/stf/seisakunitsuite/bunya/0000164708_00001.html

2) N v Doremalen, et al Aerosol and surface stability of SARS-CoV-2 as compared with SARS-CoV-1. NEJM, Apr. 2020

3) WHO. Report of the WHO-China joint mission on Coronavirus disease 2019（CoVID-19）

4) 厚生労働省. 新型コロナウイルス感染層に係る行政検査に関する取扱いについて（事務連絡　令和2年5月26日）

（加來浩器）

新型コロナウイルス感染症（COVID-19）の感染予防のポイントを教えてください。

①新型コロナウイルス感染症（COVID-19）の病原体である SARS-CoV-2 は脂質二重膜からなるエンベロープを有しており、アルコール、界面活性剤などで容易に失活できます。
②感染経路は、飛沫感染と接触感染です。症状がある人が排出する咳やくしゃみの飛散を少なくするためには、咳エチケットが重要です。使用したティッシュはゴミ箱に捨て、手洗いを行います。
③外出時には汚染環境に触れることがあるので、帰宅後にはただちに流水による手洗いやアルコール剤を用いた手指衛生を行います。
④医療従事者は、標準予防策に加えて、飛沫感染予防策（サージカルマスク、ゴーグル着用）、接触感染予防策（手袋、ガウン）を行います。また、感染の徴候をいち早く察知するために、体調の変化（体温など）を細かくチェックすることも大切です。

ポイント　エンベロープを有するウイルスの特徴から、アルコール剤などによる汚染環境の清拭が効果的である。感染源である患者は、飛沫のリスクを下げるために咳エチケットを行い、手指衛生を行うことが重要である。確定患者は、第1種または第2種感染症指定医療機関への入院となるが、患者数の増加に伴い、個室隔離が可能な一般病床での入院に移行することが予測されている。医療従事者は、標準予防策、飛沫感染予防策、接触感染予防策を行う。これらの感染予防策は検査が確定する前から、経験的症候群別感染予防策として実施する必要がある。

1. 一般の方の感染予防のポイント

・ 病原体の特徴を知り、手指衛生に努める。
・ 症状がある人は、咳エチケット（咳やくしゃみをするときは、肘で口元を覆う、ティッシュで覆う、サージカルマスクを着用する）などを心がける。そのあとに必ず手指衛生を行う。
・ 呼吸器症状が遷延化するのであれば、帰国者・接触者相談センターに相談する。（医療機関での院内感染、交差感染を防ぐため）
・ 高齢者・基礎疾患を有する人は外出を控える、人混みに入らない。

2. 医療従事者の感染予防のポイント

- 感染予防策は、インフルエンザへの対応と同等である。
- 飛沫・接触感染予防策を徹底させる。
- 国内まん延期では、入院患者には、通常のシャワー室・トイレ付きの個室を利用する。（陰圧個室は、気管挿管や気管支鏡検査などエアロゾルが発生するような医療行為が必要となるより重症な患者の対応のために、地域・施設の状況に応じて利用される。）
- 外来診察室での診療時の具体的な準備（下図のイラスト手順書）

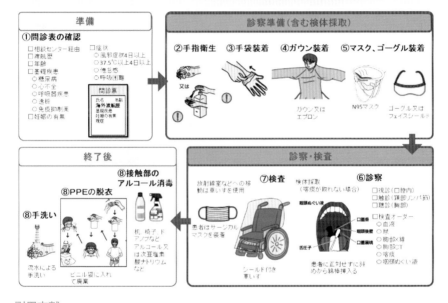

感染管理ベストプラクティス　**外来診察室での診療**

引用文献
1) 厚生労働省.新型コロナウイルス感染症について：
   https://www.mhlw.go.jp/stf/seisakunitsuite/bunya/0000164708_00001.html
2) 日本環境感染学会.新型コロナウイルス（COVID－19）感染症への対応について
   http://www.kankyokansen.org/modules/news/index.php?content_id=328

（加來浩器）

COVID-19 の患者さんの治療で気をつけることは何でしょうか？

①無症状や軽度の症状にとどまるものから、集中治療を必要とし致死的な経過をたどる重症例まで、幅広い臨床像を示します。特に高齢者や基礎疾患を有する場合には重症化することがあります。

②重症化する場合、発症 1 週間前後で急激に悪化することがあるようです。

③現在まで確立された薬剤治療はなく、支持療法が中心となります。最重症例では体外式膜型人工肺（ECMO: extra-corporeal membrane oxygenation）が用いられます。

ポイント　報告初期には肺炎が注目されたが、その後次第に軽症例や無症状病原体保有者が明らかとなったことから、潜在的にはるかに多くの患者が存在していると考えられる。比較的感染力は強く、特に高齢者や基礎疾患を有する場合には重症化しやすいことが示され、重症例では人工呼吸器や集中治療を必要とする重篤な状態に至る。確立された薬物治療はなく、支持療法が中心となる。2020 年 5 月 28 日現在の確定患者の致死率は 6.2% であり、まだ全容が明らかとなっていないものの SARS や MERS と比較すると致死率は低いようである。

1. 症状や重症化しやすい人の特徴

・ 無症状病原体保有者から重症の呼吸不全を呈し死亡に至るまで重症度には大きな幅がある。高齢、基礎疾患を有する例では有意に集中治療を要し、これらは重症化のリスク因子と考えられる。

・ 入院を要した症例では、発熱（83〜98%）、咳嗽（59〜82%）、倦怠感（70%）、呼吸困難（31%）などの症状が報告されている。

・ 2020 年 2 月 25 日時点の国内の報告（クルーズ船を除く）では、PCR 法で診断され入院中の 144 例中のうち、無症状者や現在確認中の症例を除くと、人工呼吸器や集中治療を要する重症例が 14.0%（13/93 例）であったことから、重症化するのは概ね 10〜20% 程度と考えられる。

・ 重症化した症例では、発症から ICU 入室までの期間は平均 9.5 日であった。胸部 CT 画像を検討した報告では、初期にはすりガラス様陰影を呈し、発症 3〜5 日目頃から陰影の拡大とともにコンソリデーションも呈する傾向がみられた。これまでの報告をまとめると発症 1 週間前後で重症化する症例が多いようである。

2. 治療の場について

- 2020 年 5 月 28 日現在では**指定感染症**として届け出を行う。感染症指定医療機関の他、特例措置としてそれ以外の医療機関での治療や自宅療養、宿泊療養が行われる場合がある。

3. 治療のポイント

- 現在までに確立された薬物治療はない。オセルタミビル、ガンシクロビル、ロピナビル、ファビピラビルなどが試験的に用いられ、一部については有効例が報告されている。
- 免疫グロブリン療法やコルチコステロイドの投与も行われているが、効果は明らかではない。特にコルチコステロイドについては推奨されないとする見解もある。
- 重症肺炎では病態の本質は**急性呼吸窮迫症候群（ARDS：acute respiratory distress syndrome）**と考えられ、酸素投与や機械換気を含む人工呼吸器を用いた集中治療が必要である。最重症例では ECMO も使用される。
- 2020 年 5 月 28 日現在の確定患者の致死率は 6.2% であり、SARS や MERS と比較すると致死率は低いようである。

引用文献

1) 厚生労働省. 新型コロナウイルス感染症について：
https://www.mhlw.go.jp/stf/seisakunitsuite/bunya/0000164708_00001.html

2) Chen N, Zhou M, Dong X, et al. Epidemiological and clinical characteristics of 99 cases of 2019 novel coronavirus pneumonia in Wuhan, China: a descriptive study. The Lancet 2020.

3) Wang D, Hu B, Hu C, et al. Clinical Characteristics of 138 Hospitalized Patients With 2019 Novel Coronavirus-Infected Pneumonia in Wuhan, China. JAMA 2020.

4) Yang X, Yu Y, Xu J, et al. Clinical course and outcomes of critically ill patients with SARS-CoV-2 pneumonia in Wuhan, China: a single-centered, retrospective, observational study. The Lancet Respiratory Medicine 2020.

5) Bernheim A, Mei X, Huang M, et al. Chest CT Findings in Coronavirus Disease-19（COVID-19）: Relationship to Duration of Infection. Radiology 2020:200463.

（藤倉雄二）

Q73 COVID-19 ウイルス診断検査の方法とその特徴を教えてください。

①2020 年 2 月現在 COVID-19 ウイルスで行われている RT-PCR 等の遺伝子学的検査は、検体中のウイルスの有無を感知する方法です。
②感染初期や回復期など、検体中にウイルスが存在しない場合、検査結果は陰性となりますので注意が必要です。

ポイント　ウイルス感染後の経過と検体の種類、保管や輸送状況により検査結果が左右される。国立感染症研究所が定めたマニュアルを熟読し、適切な方法で検体の採取、輸送を実施することが重要である。また、感染の有無ではなく検体中のウイルスの有無を判断している検査であるため、感染後の経過により 2 回目以降の検査結果が変わる可能性があることに留意する。

1. 現行の病原体検査（遺伝子学的検査）に必要な検体と輸送の注意点

ウイルスが存在する可能性が高い検体を採取する。また、ウイルスが破壊されると、ウイルスの遺伝子が分解されるため、状況に従い以下の方法で検体の保存および輸送をすること。

優先順位	検体の種類	採取時期	量
1	下気道由来検体 （喀痰もしく気管吸引液）	できるだけ早期 （発病後 5 日以内）	1 - 2mℓ
2	鼻咽頭ぬぐい液	できるだけ早期 （発病後 5 日以内）	1 本

輸送時間	保存	輸送
48 時間以内	4℃で保存（凍結しない）	保冷剤を同梱し冷蔵
48 時間以上	−80℃で保存	ドライアイスを同梱し冷蔵 ＊ドライアイスは密閉容器の外に入れること（爆発の危険あり）

2. 遺伝子学的検査の種類と特徴

現在行われている遺伝子学的検査の特徴を以下に示す。RT-PCR 法とは、ウイルス遺伝子の RNA を逆転写反応（reverse transcription）により cDNA を合成した後、

一部分を PCR 反応により増幅して検出する方法。そのため、感染初期や回復期もしくは不適切な検体など**ウイルスが存在していない場合**の他、保管や輸送方法の不備で**ウイルス遺伝子が壊れていると検出されない場合**がある。

方法	感度	特異度	変異株
Real-time RT（reverse transcription）-PCR	非常に良い	非常に良い	検出できない場合がある
RT-PCR	良い	良い 増幅遺伝子の塩基配列の確認も可能	検査の反応条件を変えると検出できる場合がある

3. ウイルス遺伝子の解析により判明すること

　ウイルスの遺伝子を決定することで、遺伝子学的検査法を確立することができる。また解析により、近縁なウイルス種の把握、ウイルスの起源や病原性に関わる遺伝子を推定する手がかりを得られる。

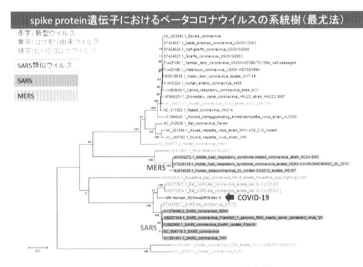

図 1　2019-nCoV の分子系統樹

引用文献
1)　2019-nCoV 感染を疑う患者の検体採取・輸送マニュアル（国立感染症研究所）
　　https://www.niid.go.jp/niid/images/pathol/pdf/2019-nCoV_200210.pdf
2)　2019-nCoV 病原体検出マニュアル（国立感染症研究所）
　　https://www.niid.go.jp/niid/images/lab-manual/2019-nCoV20200217.pdf

（江尻寛子）

Part 3
放射線・核災害

監修：山下俊一
著者：山本哲生、木下 学

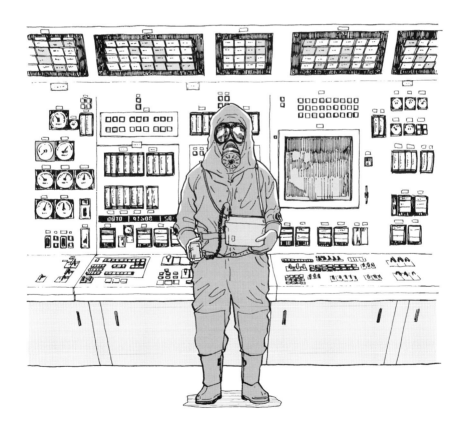

放射線の種類と特徴を教えてください。

①α線は＋2の電荷を持ったヘリウム原子核です。
②β線は原子核から放出される－1もしくは＋1の電荷を持った電子です。
③γ線やX線は電荷を持たない電磁波の一種です。
④中性子線は電荷を持たない中性子の粒子線です。

ポイント　放射線には様々な種類や性質を持つものがあるが、放射線事故・災害等で関わる可能性がある放射線は、上にあげた5つである。緊急事態対処に従事する者は、放射線に関する基本的な知識を有しておく必要がある。

1. α線とは

　放射性物質がα崩壊をする時に放出される＋2の電荷を持ったヘリウム原子核である。電子の7,300倍の重量があり重いため空気中を数cmしか飛ばず、紙1枚で遮蔽できる。外部にある時は皮膚を**透過**できないが、人体内部に入った場合、電離作用が強いため組織に大きな影響を与える。

2. β線とは

　放射性物質がβ崩壊をする時に放出される－1もしくは＋1の電荷を持った電子である。空気中を数m飛び、2～3mm程度のアルミ板や1cm程度のプラスチック板で遮蔽される。外部にある時は皮膚を透過し上皮や皮下組織に影響を与え、β線熱傷を生じる。電離作用はα線よりも弱い。

3. γ線・X線とは

　γ線は放射性物質がγ崩壊をする時に放出される電磁波の一種である。多くの場合、α線やβ線の放出と同時にγ線も放出される。X線は発生装置により放出される電磁波である。γ線やX線は空気中を数十m～数百m飛び、厚い鉄や鉛で遮蔽される。外部から人体を容易に透過するため医療用にも用いられる。電離作用はβ線と同程度である。

4. 中性子線とは

　中性子は原子核を構成する**素粒子**の一つで、質量は水素の原子核（陽子）とほぼ

等しい。中性子線は高速で飛ぶ中性子の流れであり、原子炉や核爆弾でウラン燃料等が核分裂を生じた時に発生する。空気中を数百 m 以上飛ぶ。遮蔽には水やコンクリート等、水素を含んだ物質を用いる。

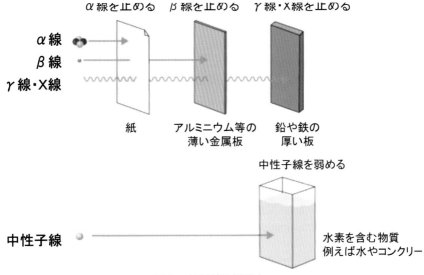

図1　放射線の透過力
（放射線による健康影響等に関する統一的な基礎資料より抜粋）

引用文献
1)　放射線による健康影響等に関する統一的な基礎資料．環境省
　　https://www.env.go.jp/chemi/rhm/h30kisoshiryo/h30kisoshiryohtml.html
2)　原子力防災基礎用語集．文部科学省
　　https://www.weblio.jp/category/engineering/grbky
3)　医学教育における被ばく医療関係の教育・学習のための参考資料．量子科学技術
　　研究開発機構　放射線医学総合研究所
　　www.nirs.qst.go.jp/publication/igaku_siryo/igaku_siryo.pdf

（山本哲生）

放射能・核災害を理解するに当たって、知っ
ておくべき計測単位を教えてください。

 ①ベクレル（Bq）は放射性物質が放射線を出す能力（放射能）の
大きさを表す単位です。
②グレイ（Gy）は放射線のエネルギーが物質に吸収された量を表
す単位です。
③シーベルト（Sv）は人体が受けた放射線による影響の度合いを表す単位です。

ポイント　放射線事故・災害等が発生した際に、上に挙げた3つの単位をよく目
にする。外部に放出された放射性物質の量や、放射線被ばくにより受け
る影響の程度を理解するために、それぞれの値が意味するものを理解する必要が
ある。

1. ベクレル（Bq）とは

　放射性物質が1秒間に**壊変（崩壊）**する原子の個数（放射能）を表す単位がベク
レルである。壊変（崩壊）とは原子核が放射線を出す物理現象である。1秒間に1個
壊変し放射線を放出する放射性物質は1 Bqであり、1秒間に370個壊変すれば
370 Bqとなる。
　単位体積や単位重量あたりの放射能の強さを表すベクレル毎リットル（Bq/L）や
ベクレル毎グラム（Bq/g）という単位が、実際の現場で使われることが多い。

2. グレイ（Gy）とは

　放射線が物質に当たると持っているエネルギーを物質に与える。与えるエネルギー
の量を表す単位がグレイである。1 Gyとは1 kgの物質が放射線により1 J（ジュール）
のエネルギーを受けることを表す。

3. シーベルト（Sv）とは

　放射線が人体に当たった場合、人体に何らかの影響を及ぼすが、その度合いは受
けた放射線の種類や、受ける部位によって変わってくる。単位時間あたりの被ばく線
量を表すシーベルト毎時（Sv/h）という単位が、実際の現場で使わることが多い。

4. ベクレル（Bq）とシーベルト（Sv）の関係

　放射性物質を体内に摂取した場合、どれくらいの被ばくをするか計算で求めるこ

とができる。計算式は Bq × **実効線量係数**（mSv/Bq）＝ mSv で表される。実行線量係数は放射性物質の種類、化学形、摂取経路で異なってくる。

　例えば、100 Bq/kg の放射性セシウム 137（[137]Cs）が検出された食物を 1 kg 摂取すると、100（Bq/kg）× 1 kg × 1.3 × 10^{-5}（mSv/Bq）＝ 0.0013 mSv となる。

5. グレイ（Gy）とシーベルト（Sv）の関係

　人体が放射線被ばくした際の影響を評価するためには、放射線の種類と受ける部位を考慮する必要がある。Sv は（組織の Gy × **放射線荷重係数** × **組織荷重係数**）を全身の組織で合計して求められる。

　放射線荷重係数は放射線の種類による影響の違いを、γ 線を基準として表した係数であり、γ 線・β 線は 1、α 線は 20、中性子線は 2.5 〜 21 である。

　組織荷重係数は臓器などの組織別に放射線の影響の受けやすさを表した係数であり、皮膚・脳・唾液腺・骨表面が 0.01、甲状腺・食道・肝臓・膀胱が 0.04、生殖腺が 0.08、骨髄・肺・胃・結腸・乳房・その他の臓器が 0.12 となっており、全ての臓器を合計すると全身で 1 となる。

　例えば、1 Gy の γ 線が全身に均等に当たった場合、1 Gy × 1（γ 線の放射線荷重係数 1）× 1（組織荷重係数は全身のため 1）＝ 1 Sv となる。

引用文献
1）　放射線による健康影響等に関する統一的な基礎資料．環境省
　　　https://www.env.go.jp/chemi/rhm/h30kisoshiryo/h30kisoshiryohtml.html
2）　原子力防災基礎用語集．文部科学省
　　　https://www.weblio.jp/category/engineering/grbky
3）　医学教育における被ばく医療関係の教育・学習のための参考資料．量子科学技術研究開発機構　放射線医学総合研究所
　　　www.nirs.qst.go.jp/publication/igaku_siryo/igaku_siryo.pdf

（山本哲生）

放射線や放射能汚染はどのように調べ
ればよいのでしょうか？

①放射線や放射能汚染は五感で感じることができませんが、適切
な検知器（サーベイメータ）を用いれば、100％検知すること
ができます。
②検知器には様々な種類があるため、検知器の用途や取り扱いに
習熟しておく必要があります。

ポイント　放射線や放射能汚染は五感で感じられないため、被ばくや汚染の可能
性が生じると、大きな不安を抱くことになる。しかし、適切な検知器を
用いれば100％検知できることが、放射線や放射能汚染の特徴である。緊急時対
応者は不安を抱くことなく事態対処に臨めるようにするため、検知器の用途や取
り扱い方法を熟知しておく必要がある。

検知器の種類と用途

（1）シンチレーション式サーベイメータ

低線量の γ 線を検知する。測定単位は μ Sv/h。その
場にいるとどれくらいの被ばくをするか知る目的で使
用する。

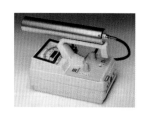

（2）電離箱式サーベイメータ

高線量の γ 線を検知する。測定単位は μ Sv/h ～ Sv/
h。ホットゾーン（Hot Zone：高線量汚染が想定される
区域）に進入する緊急時対応者等が使用する。

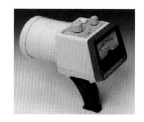

(3) GM（Geiger-Mueller）管式サーベイメータ

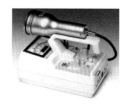

β 線・γ 線を検知する。測定単位は cpm（count per minute）。汚染の程度を測定する目的で使用される。

(4) α 線用シンチレーション式サーベイメータ

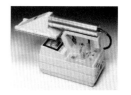

α 線核種による汚染を検知する。測定単位は cpm。α 線は紙一枚で遮蔽されるため、検出はやや困難である。

(5) 中性子サーベイメータ

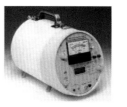

中性子線を検出する。測定単位は μ Sv/h ～ Sv/h もしくは cpm。臨界事故や核爆発を疑うときに使用する。

(6) 個人線量計

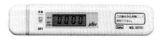

β・γ 線用と中性子線用がある。測定単位は μ Sv ～ Sv。被ばく線量が蓄積される。核攻撃や放射線事故・災害等に対応する緊急時対応者は、全員が必ず装着する必要がある。

引用文献

1) IAEA Safety Standards Series: Preparedness and Response for a Nuclear or Radiological Emergency, IAEA, 2015.
https://www-pub.iaea.org/MTCD/Publications/PDF/P_1708_web.pdf
2) Manual for First Responders to a Radiological Emergency, IAEA, 2006.
https://www-pub.iaea.org/MTCD/Publications/PDF/EPR_FirstResponder_web.pdf

（山本哲生）

Q77 放射能汚染を受けた場合にはどのような対処が必要ですか？

①放射能汚染からの被ばくが続くのを防ぐため、また周囲に汚染を広げないようにするため、なるべく早く除染する必要があります。
②除染には水を使う水式除染と、水を使わない乾式除染があります。
③脱衣するだけで 75 〜 90％の除染効果があると言われています。
④鼻腔内、口腔内、創部等に汚染がある場合、内部汚染をしている可能性があります。

ポイント　核攻撃や放射線事故・災害等に遭遇した場合、放出された放射性物質が付着し放射能汚染を生じる。汚染部位からの外部被ばくや内部被ばくを防止するために除染する必要がある。同時に、除染を早期に開始することにより、汚染拡大防止を図ることができる。

1. 除染の必要性

　放射性物質が付着した状態を汚染という。汚染を放置してしまうと、その部位から常に被ばくし続けることになる。また、汚染は目に見えないことも多く、汚染を放置した場合、周囲に汚染が拡大し、その後の対処に非常に手間を取られることもあるため、早期に除染を行う必要がある。事故等の際は、自衛隊、消防、警察、原子力・放射線関連事業者等が除染所を開設することになる。

2. 除染の方法

（1）水式除染

　水湯を用いて放射性物質を洗い流す方法、もしくは濡れたタオル等で拭き取る方法。石鹸やシャンプーを使用してもよい。一般的に汚染者数がさほど多くなく、時間的な余裕がある場合や、高濃度の汚染を伴っている者に行う。原則として除染で出た排水は放射性物質が含まれているので、下水に流さず保管しておく必要がある。

（2）乾式除染

　水を使わない除染方法。大量の汚染者が発生した場合や、寒冷地等で水式除染を行うことが難しい場合に行われる。放射性物質の付着した衣服を脱ぐだけで 75 〜 90％の汚染は取り除くことができる。脱いだ衣服はビニール袋等にいれ、人の出入り

のない場所に保管しておく。油汚れの汚染に対しては、オレンジクリーム等を用いて
もよい。

3. 内部汚染への対処

　鼻腔内、口腔内、創部に汚染がある場合、放射性物質が体内に入りこむ内部汚染
をしている可能性がある。そのような汚染者は早期に専門機関に後送する必要がある。
専門機関ではホールボディカウンタ等の内部汚染の程度を評価し、必要に応じ取り込
まれた放射性物質を排出させるため、内部**除染剤**が使用されることもある。代表的な
除染剤を示す。

（1）DTPA（Diethylen-triamine-penta-acid）
　アメリシウム（Am）、プルトニウム（Pu）、トリウム（Th）、亜鉛（Zn）等の
内部汚染に使用。キレート作用を有し、尿中への排泄を促進。吸入汚染に対し
てはネブライザーや肺洗浄が考慮されることもある。

（2）プルシアンブルー
　セシウム(Cs)による内部汚染に使用。消化管での吸収を低減させる作用があり、
便中への排泄を促進。1987 年にブラジルのゴイアニアで起こった汚染事故の際
には、46 名に投与された。

（3）安定ヨウ素剤
　放射性ヨウ素（I-131）による甲状腺内部被ばくの阻止や低減目的に限り、事前
に安定ヨウ素剤を服用。予防的に投与されるものであるが、被ばく 8 ～ 12 時間
後の服用でもある程度の効果が期待できる。緊急時対応者は被ばく線量を極力
抑えるため、40 歳未満では安定ヨウ素剤の予防服用による甲状腺ブロックが推
奨されている。

引用文献
1)　飯田博美、安東醇、川井恵一：放射線安全管理学．通商産業研究社．2014 年
2)　放射線事故、攻撃・テロへの対応：防衛医学．第 11 章第 4 節．700-711．防衛医
　　学振興会．2007 年
3)　Hogan DE, et al: Nuclear terrorism. *Am J Med Sci*(2002): 323(6), 341-349.
4)　Jarrett DG: Medical aspects of ionizing radiation weapons. *Mil Med* (2001): 166
　　(12 Suppl), 6-8
5)　安定ヨウ素剤の配布・服用に当たって．原子力規制庁
　　www.nsr.go.jp/data/000024657.pdf

（山本哲生）

核攻撃を受けた際の避難方法について教えてください。

 ①核爆発による影響は、爆風 50%、熱線 35%、初期放射線 5%、残留放射線 10% と言われています。
②核攻撃を受けた際は、地下施設に逃げるのが最も生存率を高めます。
③地下施設がない場合、頑丈な建物の窓の少ない、より小さな部屋に逃げる方が生存率を高めます。
④核爆発による初期の影響を避けた後に、放射性降下物（フォールアウト）からの避難を行います。

ポイント　近年は広島や長崎に投下された戦略的核兵器より小型の、戦術的核兵器や低出力核兵器が使用されるリスクが高まっている。広島・長崎の原爆被害に比べれば被害規模は小さくなるが、それでも数千から数万人規模の死傷者数が想定される。少しでも生存確率を高める避難方法について知っておく必要がある。

1. 核攻撃の可能性

広島・長崎に投下された原子爆弾は、TNT 火薬換算で 15 キロトン程度と言われている。広島・長崎のような大型の原子爆弾を航空機に搭載する方法は、現代においては実現性が低い。近年は 0.1 ～ 10 キロトン小型の核弾頭をミサイルに搭載したり、スーツケースサイズの核爆弾を地上で爆発させる攻撃のリスクが高まっている。

2. 核爆発の影響と避難場所の選択

核爆発による影響は、爆風 50%、熱線 35%、初期放射線 5%、残留放射線 10% と言われており、核攻撃の可能性を知った時点ですぐに、地下施設に避難するのがよい。広島の原爆被爆時に、爆発地点から 170m しか離れていないコンクリートの建物の地下にいた被爆者が生存しえたという記録が残っている。**米国連邦緊急事態管理庁（Federal Emergency Management Agency: FEMA）**は図 1 のとおり、避難場所の素材（木製、レンガ製、コンクリート製）と階数及び位置による強度の違いを、防護能力指数として提示している。

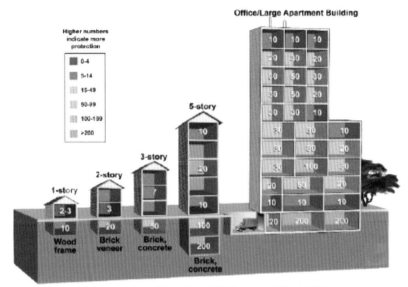

図1　FEMA が提唱する避難場所の防護能力指数

3. 放射性降下物からの避難

　核爆発による初期の影響を避けられたら、放射性降下物からの避難を行う。1 時間経過すると放射性降下物による放射線量は 50% 程度に減少すると言われている。放射線量は時間とともに減少するため、**核シェルター**のような避難場所に避難した場合は、数日そこにとどまるほうが良いこともある。

引用文献
1） Dillon MB: Determining optimal fallout shelter times following a nuclear detonation. *Proc. R. Soc. A*（2014）470: 20130693
2） Planning Guidance for Response to a Nuclear Detonation: FEMA, 2010.
https://www.fema.gov/media-library-data/20130726-1821-25045-3023/planning_
guidance_for_response_to_a_nuclear_detonation___2nd_edition_final.pdf
3） 国民の保護に関する基本指針. 内閣官房　2017 年
http://www.kokuminhogo.go.jp/pdf/291219shishin.pdf

（山本哲生）

放射線被ばく線量と前駆症状との関係について教えてください。

①1 Sv（1 Gy に相当）を超える全身被ばくをすると急性放射線症を発症します。

②急性放射線症の臨床病期は、前駆期、潜伏期、発症期、回復期に分けられます。

③前駆症状の程度や前駆症状が出るまでの時間によって、被ばく線量を推定することができます。

> **ポイント**　1 Sv 以上の全身被ばくをした後、数時間から数週間後に起こる臨床症状を急性放射線症という。急性放射線症の前駆症状は 48 時間以内に発症するが、致死的な高線量の被ばくでは直後に症状が出現し、被ばく線量が低くなるにつれ、発症までに時間を要する。前駆症状の出方を見ることにより、大まかに被ばく線量を推定することができ、後送の順番を決めるための目安となる。

1. 急性放射線症の臨床病期

（1）前駆期

　被ばくから 48 時間以内に前駆症状が現れる。その症状は**放射線宿酔**と言われるように、頭痛、倦怠感、悪心、嘔吐、下痢といった二日酔いのような症状である。致死的な高線量の被ばくでは直後に発症し、被ばく線量が低くなるにつれて、発症までの時間が長くなる。

（2）潜伏期

　前駆期から発症期の間に潜伏期と言われる無症状の期間を生じることがある。その期間は被ばく線量で変わり、全くないこともあれば 3 週間程度の潜伏期を経ることもある。

（3）発症期

　潜伏期の後に生じる臓器特有の症状である。**放射線感受性**の高い臓器ほど低い被ばく線量で発症する。骨髄、皮膚、消化管、生殖器等の臓器の放射線感受性が高く、障害を受けやすい。

（4）回復期

　受けた被ばく線量により臓器が完全に回復する場合、不完全に回復する場合、臓器不全により死亡する場合に分かれる。

2. 放射線被ばく量と前駆症状の関係

前駆症状の出方と出るまでの時間は被ばく時線量と大凡相関するため、前駆症状を注意深く観察することにより、大まかな被ばく線量を推定することができる。より**高線量被**ばくをした被災者を優先して後送する必要がある。

表1　前駆症状と推定される被ばく線量

被爆線量 前駆症状	1〜2 Gy	2〜4 Gy	4〜6 Gy	6〜8 Gy	8 Gy 以上
嘔吐	10〜50% 2 h 以降	70〜90% 1 〜 2 h	100% 1 h 以内	100% 30 min 以内	100% 10 min 以内
下痢	(−)	(−)	10% 未満 3 〜 8 h 中等度	10% 以上 1 〜 3 h 重度	100% 1 h 以内 重度
意識	正常	正常	正常	混濁例 あり	喪失 (50 Gy ↑)
体温	正常	微熱	発熱	高熱	高熱

引用文献
1）　IAEA Safety Report Series No.2, Diagnosis and Treatment of Radiation Injuries: IAEA, 1998.　https://www-pub.iaea.org/MTCD/Publications/PDF/P040_scr.pdf
2）　青木芳朗、前川和彦：緊急被ばく医療テキスト．医療科学社．2004 年
3）　放射線事故、攻撃・テロへの対応：防衛医学．第 11 章第 4 節．700-711．防衛医学振興会．2007 年

（山本哲生）

Part 3

Q80 ドイツ連邦軍の RN タスクフォースについて教えてください。

Answer

①ドイツ連邦軍には CBRN に関する研究機関としてミュンヘンに、放射線生物学研究所、微生物学研究所、薬理学・毒物学研究所があり、その傘下にそれぞれ放射能や生物剤、化学剤に関する事故やテロの脅威に対処する機動性の高い少人数編成の部隊（タスクフォース）があります。RN タスクフォースとは、放射線（R）や核（N）に関する事案に対処する部隊のことで、医官 1 名と隊員 3 名の計 4 名が 1 つのチームとなり、常時 2 チームがいつでも出動できるように待機しています。

②RN タスクフォースは事故やテロが発生後、24 ～ 48 時間以内に現場に到着し、いろいろな計測機器を用いて現場の汚染状況やヒトへの被ばく状況を検知し把握する能力があります。

③日本でも量子科学技術研究開発機構の高度被ばく医療センターに REMAT（放射線緊急事態対応部）があり、24 時間体制で国内外の放射線事故や災害に緊急対応しており、DMAT（災害医療派遣チーム）や自衛隊などと連携し合って不測の事態に備えています。

ポイント

ドイツには第二次世界大戦後の 1955 年に設立された、西ドイツ時代から続くドイツ連邦軍がある。第一次世界大戦を戦ったドイツ帝国軍や第二次世界大戦を戦ったドイツ国防軍とは別組織とされている。ドイツ連邦軍は冷戦時代、旧ソ連に対峙する西側陣営の最前線に位置していたため、NBC 攻撃に対処するための研究機関として放射線生物学研究所や微生物学研究所、薬理学・毒物学研究所がドイツ連邦軍医科大学校のあるミュンヘンに置かれていた。3 つの研究所は冷戦後も存続しており、NBC に関するそれぞれの脅威に迅速に対処するタスクフォースを持っている。放射線生物学研究所（図 1）はソ連の核脅威に対応するために設立されたが、現在は放射線災害や放射線事故にも対応している。本研究所が有する RN タスクフォースは現場に緊急出動し初動対処にあたる部隊である。医官 1 名を含む 4 名の小部隊だが、必要な計測機器を格納した箱をいつでも持ち出せるように用意している（図 2）。これらの機器を用いて、放射線被ばく量をヒトの臨床症状や血液検査所見、汚染現場

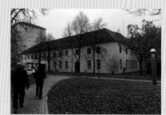

図 1 ドイツ連邦軍放射線生物学研究所

での線量計測から総合的に評価する。また、可動式で人が通れるようなゲート型のγ線モニターも有している。これを通ることで被ばく量のモニターができる。

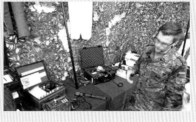

図2　RN タスクフォースの
携行用計測機器

1. ドイツ連邦軍放射線生物学研究所と RN タスクフォース

　ドイツ連邦軍には NBC それぞれの脅威に対処する研究所がある。米軍と比べ規模はかなり小さいが、NBC 脅威に対する最低限の対応はできるようになっている。放射線生物学研究所では隣国フランスの研究機関と密に連携しており、**NATO（北大西洋条約機構）**の一員として機能している。RN タスクフォースは問診票などで臨床症状から被ばく線量を評価する Clinical dosimetry、白血球などの血液検査を現場で迅速に行って被ばく線量を評価する Biological dosimetry、汚染現場での放射線量を実測して評価する Physiological dosimetry の3つの評価を行い、医官が直接現場で被ばくの程度を診断している。

2. 高度被ばく医療センター放射線緊急事態対応 REMAT

　本邦にも放射線緊急事態に対応する REMAT が高度被ばく医療センター（旧放医研、千葉）にある。センターには被ばく医療部、計測・線量評価部などがあり、被ばく医療や線量評価、放射線防護の専門家が国内外の放射線事故や原子力災害などの緊急事態に、内閣府、原子力規制庁や自衛隊などと連携を取りながら24時間体制で備えている（図3）。

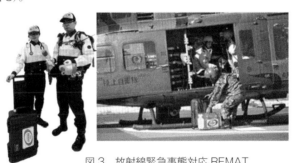

図3　放射線緊急事態対応 REMAT

（木下　学）

放射線被ばくを受けたのですが線量が分かりません。被ばく線量を推定できますか？

①放射線被ばく線量を推定するには大きく分けて、臨床症状からの推定（clinical dosimetry）と血液所見や生体試料（バイオマーカー）からの推定（biological dosimetry）、そして物理的な線量計測器による測定値からの推定（physical dosimetry）の3つがあります。

②1 Gy 以上の高線量被ばくでは、臨床症状からの推定（clinical dosimetry）が、生体のダメージをみるため、とても重要です。しかし個人差も大きく、客観的な被ばく線量の推定とは乖離があります。一方、計測器による測定線量からの推定（physical dosimetry）は、フィルムバッチなどを正しく装着していれば正確ですが、事前に装着しておくことが必要です。また、被ばく現場周辺の環境放射線量の測定値からの推定は、個々人の活動状況の把握から凡その目安となる被ばく線量となります。

③バイオマーカーからの推定（biological dosimetry）は、ある程度、客観的に生体への被ばく線量、すなわち被ばくによる傷害の程度をみるのに有用です。継時的に白血球数の減少を見るのは簡単で有用ですが、低線量被ばくでは反応しません。リンパ球から染色体を取り出し損傷の程度をみる染色体損傷検査は、低線量被ばくでも信頼性の高い検査の一つですが、採血が必要であり、染色体作成とその判定に数日以上がかかります。

ポイント　被ばく線量の推定には大きく分けて clinical dosimetry、biological dosimetry、physical dosimetry の3つがある。臨床症状から推定する clinical dosimetry は実際のヒトへの放射線によるダメージをみており重要である。しかし、1 Gy（グレイ）を越えた高線量被ばくでも軽い頭痛や嘔吐、全身倦怠感が出る程度で、2～4 Gy で発熱や脱毛、易出血性が出現するが、個人差も大きく客観評価がし難い。被ばく事象があり、嘔吐、発熱、下痢、頭痛、意識障害、皮膚紅斑などがあれば、2 Gy 以上の放射線被ばくが強く疑われる。Biological dosimetry は客観性に優れているが、白血球数の減少は、ある程度の被ばく線量以上（1 Gy 以上）でないと発現せず、被ばく線量が低い場合には使えない。一方、染色体損傷は感度が高く、被ばく線量とかなり直線的に相関する。被ばくが疑われる患者から採血し、リンパ球を分離して染色体の損傷を調べる。この検査では従来よく分からなかった 0.1 から 0.5 Gy までの感度幅で低線量被ばくでも生体への放射線ダメージが評価できる可能性がある。しかし、喫煙や年齢などで大きな影響を受けるために注意が必要だ。

1. 放射線被ばくと臨床症状 ―急性放射線症候群―

1 Gy 以上の被ばくでは生体に何らかの症状が出るが、個体差が大きい。**IAEA（国際原子力機関）**から出された放射線被ばく時の臨床症状（急性放射線症候群）を表にするが（表 1）、臨床症状から正確に被ばく線量を推定することは難しい。

表 1　急性放射線症候群と被ばく線量（IAEA 1998 年報告書より）

被ばく線量	1 〜 2 Gy	2 〜 4 Gy	4 〜 6 Gy	6 〜 8 Gy
嘔吐	10 〜 50%	70 〜 90%	ほぼ全例	ほぼ全例
頭痛	軽微	軽度	中等度	重度（意識障害）
発熱	正常	微熱	発熱	高熱
脱毛	なし	中等度	重度	完全
下痢	なし	なし	軽度	重度
出血	なし	あり	あり	あり
リンパ球数 ×10^3/mm^3	0.7 〜 1.5	0.5 〜 0.8	0.3 〜 0.5	0.1 〜 0.3

2. 染色体損傷検査

放射線は直接的に DNA を損傷するため、染色体に異常をきたす。1,000 個の染色体を観察し 10 個以上に異常があれば生体へのダメージがあると言われている。100 mSv（およそ 0.1 Gy）以上の被ばくであれば、被ばく線量に比例して染色体損傷が増加すると言われるため、染色体検査は実際の被ばく線量を知る上で有用な検査である。しかし、福島の原発事故でも問題となった **100 mSv 以下の低線量被ばく**での染色体損傷に関しての線量推計にはさらなる検討と精度管理が求められている。網羅的な遺伝子損傷の有無や頻度による解析も今後の課題であるが、ドイツ連邦軍の放射線生物学研究所では、この染色体損傷検査の有用性に着目し、迅速化、自動化に力を入れていた。また、FDXR や WNT3 といった**放射線感受性遺伝子**の発現や、γ-H2AX や 53BP1 といった **DNA 損傷マーカー**にも注目していた。

（木下　学）

放射線被ばく後の生命予後について教えてください。

①放射線被ばく後の生命予後は急性影響（急性放射線症）と晩発影響が関係します。

②急性影響には LD$_{50/60}$（60 日以内に 50％ の人が死亡する線量）が一つの指標になります。

③晩発影響は被ばくから数か月以上経過して発症するもので、癌、白血病、白内障等があります。

> **ポイント**　放射線被ばくで特徴的なことは被ばくから数か月以内に発症する急性影響に加え、数か月以上経過した後に発症する晩発影響が存在することである。放射線被ばくにより死者が出るという事象は、極めてまれなことであり、放射線被ばくの生命予後については、原爆調査や過去に生じた放射線事故の調査結果から新たな知見が得られている。

1. 急性影響と晩発影響

　放射線被ばくが原因で死亡する場合、急性影響と晩発影響が関係する。急性影響は高線量被ばくにより数時間から数か月以内に出現する症状であり、多くの細胞が障害されたことによる組織や臓器の機能不全が病態の**確定的影響**である。晩発影響は被ばくから数か月から数年以上経過した後に出現する癌や白血病のような一つの細胞の修復ミスから生じる**確率的影響**の場合と、白内障のような確定的影響によるものがある。

2. 急性影響による生命予後

　高線量被ばく後 60 日以内に 50％ の人が死亡する線量を LD$_{50/60}$ という。60 日以内に死亡するのは急性影響が原因と考えられる。広島・長崎の原爆被爆者の場合 LD$_{50/60}$ は 3 Gy 前後であったと報告されている。原爆被爆者はほとんどの者が十分な治療を受けることができなかった。このことから、十分な治療がなされない場合 LD$_{50/60}$ は 3 Sv 前後と考えられる。

　チェルノブイリ原発事故の場合、事故の収拾にあたった緊急時対応者のうち、134 名が急性放射線症を発症し 28 名が死亡している。この時の LD$_{50/60}$ は 6 〜 7 Sv と言われている。チェルノブイリ事故の被災者は集中治療が行われ、造血幹細胞移植等も実施された。このことから当時の医療状況での LD$_{50/60}$ は 6 〜 7 Sv と考えられるが、今後急性放射線症に対する治療法が開発されれば、さらに生命予後は改善が見込まれる。

表1　チェルノブイリ原発事故被災者の被ばく線量

被ばく線量	症例数（人）	死者数（人）	死亡率（%）
0.8 〜 2.1 Sv	41	0	0
2.2 〜 4.1 Sv	50	1	2
4.2 〜 6.6 Sv	22	7	31.8
6.4 Sv 以上	21	20	95.2

3. 晩発影響による生命予後

　晩発影響で生命予後に関わるのは癌や白血病である。被ばく線量と発がんの関係は様々な議論があるが、原爆調査の結果からは 100 mSv を超えると発がん率が上昇するとされ、年齢が若いほど発がんリスクが上昇すると報告されている。

表2　原爆被爆者の調査結果に基づく発がんリスク

被ばく時の年齢（歳）	性別	被ばくのない場合の発がんリスク（%）	被ばくにより増加したリスク（%）
10	男	30	2.1
10	女	20	2.2
30	男	25	0.9
30	女	19	1.1
50	男	20	0.3
50	女	16	0.4

引用文献

1)　Preston DL et al: Studies of mortality of atomic bomb survivors. *Radiat Res*. （2003），160（4），381-407.
2)　SOURCES AND EFFECTS OF IONIZING RADIATION: United Nations Scientific Committee on the Effects of Atomic Radiation, Volume 2, Scientific Annexes D, Health effects due to radiation from the Chernobyl accident. （2008）
http://www.unscear.org/docs/reports/2008/11-80076_Report_2008_Annex_D.pdf

（山本哲生）

Part 3

放射線被ばく線量と生体への影響の関係について教えてください。

①高線量被ばく後に一番初めに現れる影響は骨髄障害です。
②その後被ばく線量が増えるにつれ、様々な臓器に障害を生じます。
③被ばくからある程度の時間が経った後に生じる障害もあります。

> **ポイント**　放射線被ばくにより生体は様々な影響を受ける。特に細胞分裂が盛んに起こっている組織や臓器では、細胞の放射線感受性が高く、臓器障害はより低い線量で生じる。現在の医療状況では、骨髄障害と皮膚障害に対しては移植療法が行われるが、それ以上の被ばく線量で生じる消化管障害に対しては、確立した治療法が無いのが現状である。

1. 骨髄障害

　1 Sv 以上の被ばくをすると骨髄障害を生じる。自己複製能と分化能を有する造血幹細胞が障害を受けることが病態である。症状は白血球減少に伴う感染症状、赤血球減少に伴う貧血症状、血小板減少に伴う出血症状である。白血球の中でもリンパ球の減少が早期に生じる。おおよその目安として、48 時間後のリンパ球数が 1,200/㎣ 以上であれば予後良好、300 ～ 1,200/㎣ であれば比較的良好、300/㎣ 未満であれば予後不良とされている。治療は輸血、造血サイトカイン、造血幹細胞移植が行われる。

2. 皮膚障害

　放射線被ばくによる皮膚障害は放射線熱傷と言われる。表皮基底層にある表皮幹細胞が障害を受けることが病態である。通常の熱傷とは異なり、被ばくから 2 週以上経過後に発症する。3 Gy 以上で脱毛や一時的紅斑、7 ～ 8 Gy で乾性落屑、15 Gy 以上で湿性落屑や水疱形成、20 Gy 以上で潰瘍、25 Gy 以上で壊死を発症する。β 線による障害は深達度が低く真皮の障害が少ないため予後が良い。γ 線は真皮の障害が大きく、中性子線はさらに障害が大きくなる。治療は皮膚移植の他、フランスの**放射線防護核安全研究所（IRSN）**では、重度の放射線熱傷に対し同種間葉系幹細胞移植が行われ、良好な治療成績をあげている。

3. 消化管障害

　5 Gy 以上の被ばくで**消化管障害**を生じる。消化管粘膜上皮に分化する消化管幹細胞が障害を受けることが病態である。消化管の中でも小腸の放射線感受性が最も高い。

症状は粘膜上皮細胞の再生不全による腸管蠕動障害、吸収障害、食欲不振、悪心・嘔吐、下痢、消化管出血や、粘膜バリアー機能不全による感染症状である。高線量被ばく時、造血幹細胞移植や皮膚移植により骨髄障害や皮膚障害を治療しても、現時点において消化管障害に対する治療法は確立されておらず、対症療法が行われるのみである。

4. 神経血管障害

20 Gy 以上の被ばくで**神経血管障害**を生じる。被ばく直後の嘔吐や下痢等の前駆症状の後、見当識障害や錯乱といった中枢神経障害や、全身浮腫、胸腹水の貯留が起こる。それに伴い低血圧となり、治療が行わなければ短時間のうちに死亡する。脳神経や血管の透過性亢進が病態と考えられている。治療は対症療法以外になく予後不良である。

5. その他の障害

0.15 Gy 以上の被ばくで数年後に**白内障**を生じるリスクが増加する。卵巣は 3 Gy 以上、精巣は 6 Gy 以上の被ばくで数週間後に**永久不妊**を生じる。6 Gy 以上の被ばくで数か月後に**間質性肺炎**を生じる。発がんについては、原爆被爆者の調査等から 100 mGy を超える被ばくにより**発がんリスク**が上昇するとされている。

引用文献

1) IAEA Safety Report Series No.2, Diagnosis and Treatment of Radiation Injuries: IAEA, 1998.
https://www-pub.iaea.org/MTCD/Publications/PDF/P040_scr.pdf

2) 医学教育における被ばく医療関係の教育・学習のための参考資料　量子科学技術研究開発機構　放射線医学総合研究所
www.nirs.qst.go.jp/publication/igaku_siryo/igaku_siryo.pdf

3) 放射線事故、攻撃・テロへの対応：防衛医学. 第 11 章第 4 節. 700-711. 防衛医学振興会. 2007 年

4) Dicarlo AL, et al.: Cellular Therapies for Treatment of Radiation Injury: Report from a NIH/NIAID and IRSN Workshop. Radiat Res（2017）, 188（2）, e54-e75.

（山本哲生）

外部被ばくと内部被ばくの防護につい
て教えてください。

①体の外にある放射性物質（放射線源）から被ばくする場合を外
部被ばくと言い、放射性物質を体内に取り込んでしまい体の中
から被ばくする場合を内部被ばくと言います。
②外部被ばくの防護で重要なのは時間、距離、遮蔽です。
③内部被ばくの防護で重要なのは防護措置と除染です。

ポイント　緊急時対応者は放射線・核災害に対する活動を行う場合、被ばく線量
をできるだけ少なくする必要がある。その理由は急性放射線症の発症を
防止し、将来の発がんリスクを低減させるためであるが、それ以外の理由として、
法律で定められている線量限度を超過してしまい、それ以降の活動ができなくな
ることを防ぐ目的もある。

1. 外部被ばくと内部被ばく

　放射線源が体の外部にある場合、外部被ばくをする。放射線は体を通過もしくは
エネルギーを失って消失してしまうため、被ばくは一時的な現象である。ただし中性
子線被ばくの場合、中性子により体の元素が放射化して、放射性元素に変化する。し
かし、その生体影響は小さい。一方、放射性物質が体内に取り込まれた場合、体内に
とどまっている間、被ばくが続くことになる。

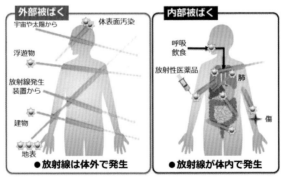

図1　外部被ばくと内部被ばく
（放射線による健康影響等に関する統一的な基礎資料より抜粋）

2. 外部被ばくの防護

　外部被ばく防護の 3 原則は「時間」、「距離」、「遮蔽」である。つまり放射線環境下での活動時間をできるだけ短くし、放射線源からできるだけ距離を取り、放射線源との間に遮蔽物を設けることにより、被ばく線量を低減させる。遮蔽に関しては鉛等のベストを着用する方法もあるが、それにより活動性の低下にもつながるため、その場の状況で判断される。放射線災害時に緊急時対応者は**タイベックスーツ**を着用するが、タイベックスーツ自体には被ばく線量を低減させる効果はほとんどなく、汚染拡大防止が主な目的である。

3. 内部被ばくの防護

　放射性物質の吸入や誤飲、もしくは創部の汚染により体内に放射性物質が入ることがある。内部被ばくの防護は「防護措置」と「除染」が重要である。防護措置としては、吸入や誤飲を防ぐために状況に応じたレベルのマスクの着用を行うことと、放射性ヨウ素吸入による甲状腺内部被ばくをブロックするために**安定ヨウ素剤**の予防内服がある。また、創部の汚染が疑われた場合は早期に水洗いによる除染を試みる。さらに吸入や誤飲による内部被ばくが疑われた場合は、高度被ばく医療支援センターに後送し除染剤の投与を含めて総合的医療を行う。

　自衛隊は**福島第一原子力発電所事故**による原子力災害派遣の活動終了後に、内部被ばくの線量評価を行ったが、最大でも 3.8 mSv であったと報告されている。内部被ばくを極力抑えられた理由として、安定ヨウ素剤の予防的な服用と防護マスクの着用を徹底したこと、作業時間の厳守が挙げられている。

引用文献
1)　放射線による健康影響等に関する統一的な基礎資料．環境省
　　https://www.env.go.jp/chemi/rhm/h30kisoshiryo/h30kisoshiryohtml.html
2)　原子力防災基礎用語集　文部科学省
　　https://www.weblio.jp/category/engineering/grbky
3)　飯田博美、安東醇、川井恵一：放射線安全管理学、通商産業研究社、2014 年
4)　山本哲生、直居　豊：自衛隊衛生科部隊の原子力災害対処活動．第 8 回放射線防護医療研究会誌．2012 年

（山本哲生）

ポロニウムを用いたアレクサンドル・リトビネンコ暗殺事件について教えてください。

①アレクサンドル・リトビネンコはイギリスに亡命した元ロシア連邦保安庁の職員でした。
②2006年にイギリスで何者かに暗殺されました。暗殺には放射性物質のポロニウム210（^{210}Po）が使われました。
③ポロニウム210は、ほとんどα線しか出さない放射性物質であるため、入院から発覚までかなりの時間を要しました。

ポイント　多くの放射性物質はα線やβ線を放出すると同時にγ線も放出する。そのため、検出は比較的容易であるが、ポロニウム210のようにほとんどα線しか放出しない放射性物質が暗殺目的で使用された場合、その検出は非常に困難となる。

1. アレクサンドル・リトビネンコとは

　リトビネンコはソ連国家保安委員会（KGB）、ロシア連邦保安庁（FSB）で職員として働いていたが、幹部職員の犯罪を告発したことを契機に脅迫を受けるようになり、2000年にイギリスに亡命した。その後、イギリス国内でロシアの反政府活動家として、ロシア政府の批判を行っていた。

2. 暗殺事件の経過

　2006年11月1日に、ロンドン市内で食事をした後に具合が悪くなり入院した。当初は感染症との診断で治療が行われていたが、一向に良くならなかった。1週間後に本人が自分の身元を明かし、暗殺の対象となった可能性を告げ、タリウム等の毒物中毒の可能性が疑われた。しかしながら、尿や便の検査を実施しても毒物の痕跡は見つからなかった。その後、白血球減少、貧血、脱毛が進行し急性放射線障害が疑われたため、GM管式サーベイメータ（β・γ線を検出）で体表面や排泄物を測定したが、放射線は検知されなかった。最終的に暗殺に用いられた物質がポロニウム210と判明したのは死亡する前日の11月22日であった。判明する手がかりとなったのは、骨髄標本であった。骨髄標本のカバーガラスを乗せていない部分からα線が検出され、ポロニウム210の検出につながった（カバーガラスがα線透過を阻止するため）。
　死亡後の解析の結果、リトビネンコ氏は44億Bqのポロニウム210を摂取しており、骨髄が17Gy、肝臓が92Gy、腎臓が140Gyの被ばくをしていた。

3. ポロニウム 210 とは

　天然の**ウラン**が崩壊していく過程で生じるポロニウム同位体の一つ。半減期は 138 日。天然ウラン 1 トンの中に 74 μg しか存在しないため、天然のポロニウム 210 を得るのはほぼ不可能であり、人工的に原子炉内で生成される放射性物質である。暗殺目的で生成するためには、国家レベルの施設が必要となる。微量で致死量に達し体温で容易に揮発する上に、放射線はほぼ α 線しか出さず γ 線はほんのわずかであるため、α 線用の検知器を用いなければ検出は不可能である。暗殺に用いられるリスクの高い物質として、セキュリティの強化が求められている。

　2004 年に死亡したパレスチナ解放機構（PLO）の**アラファト元議長**も、遺品からポロニウム 210 が検出されており、暗殺が試みられたとの疑惑がある。

引用文献
1)　Nathwani AC, et al.: Polonium-210 poisoning: a first-hand account. *Lancet* (2016) Vol.388, Issue 10049, p1075-1080.
2)　The Litvinenco Inquiry: Report into the death of Alexander Litvinenko, 2016 https://assets.publishing.service.gov.uk/government/uploads/system/uploads/attachment_data/file/493855/The-Litvinenko-Inquiry-H-C-695.pdf
3)　毒殺疑惑で捜査、アラファト氏遺体からサンプル採取：AFP BB NEWS https://www.afpbb.com/articles/-/2913479?pid=9906994

（山本哲生）

Part 3

1999年に起きた東海村JCOの臨界事故の顛末について教えてください。

① 1999年に発生した東海村でのJCO臨界事故では、はじめて自衛隊に原子力事故に対する災害派遣要請が出されました。
② この事故では、作業手順を無視した方法でウラン溶液を加工中に、ウランが臨界状態（核分裂が連続して起こる状態）となり、大量の中性子線やγ線が発生し、作業をしていた3人が高線量被ばくしました。推定では1人が16〜20 Sv以上、もう1人が6〜10 Svを被ばくし、集中治療の甲斐なく死亡しました。救命できた1人は1〜4.5 Svの被ばく量と推定されます。その他にも112名が軽度ですが被ばくしました※1。事故内容を知らされずに出動した救急隊員3名も9.4 mSvの被ばくをしました※2。
③ 高線量被ばくをした2人には造血幹細胞移植が行われましたが、後に放射線傷害による多臓器不全で亡くなりました。彼らは高線量被ばくで腸管の粘膜上皮が再生能を失っており、腸管不全が進行して最終的には多臓器不全に陥りました。救命出来た1人も一時期、白血球がほとんどなくなりましたが、無菌室での治療の後、退院しました。

※1 科学技術庁事故調査対策本部H12.1.31による推定1 mSv以上被ばく者
※2 原子力安全委員会健康管理検討委員会の報告書による

ポイント 1999年9月30日、茨城県東海村のJCOで、作業手順を無視して高濃度ウラン溶液を臨界状態が起きやすい形状の容器に多量に注いだ結果、臨界状態となり、臨界を止めるまでの20時間に渡って持続的にウランの核分裂が起こり大量の中性子線やγ線が発生した。ウラン溶液を注いでいた作業員2人が推定で8 Gy以上の高線量を被ばくし、至近にいた作業員1人が4 Gy弱を被ばくした。さらに救助に入った救急隊員が軽度の被ばくをし、周辺住民を含めて112名が被ばくした。治療を必要とした3人の作業員のうち、高線量被ばくした2人には造血幹細胞移植が行われ、白血球機能は一時的に改善したが、被ばくにより皮膚や腸管で細胞分裂が停止して新しい細胞ができない状態となり、多臓器不全が進行し被ばくから3か月後と7か月後に亡くなった。4 Gy前後を被ばくした1名も一時、白血球がほとんどなくなったが、無菌室での治療の後、3か月後に退院した。放射線被ばくで一番傷害されやすいのは骨髄細胞だが、造血幹細胞移植などでこれを治療できても、次に傷害されやすい腸管に対する有効な対策は現時点ではない。亡くなった2人も腸管不全から来る多臓器障害を発症しており、腸管傷害への対策が、急性放射線傷害の救命率向上には重要と考えられた。

1. 放射線被ばく線量と臓器傷害

　1 Gy 以上を被ばくすると、まず**骨髄細胞**が傷害される。骨髄傷害のみであれば、造血幹細胞移植により救命できる可能性がある。5 Gy 以上の被ばくになると次に腸管細胞が傷害される。さらに 20 Gy 以上の被ばくでは**中枢神経**が傷害され、こうなると治療の可能性を見出しにくくなる（図 1）。東海村 JCO の臨界事故で亡くなった 2 人は被ばく線量が 5 〜 20 Gy で、造血幹細胞の移植がなされたが、腸管傷害が増悪し亡くなっている。私たちは放射線被ばくによる腸管傷害を軽減することで急性放射線傷害の救命率を向上させるべく研究を行っている。

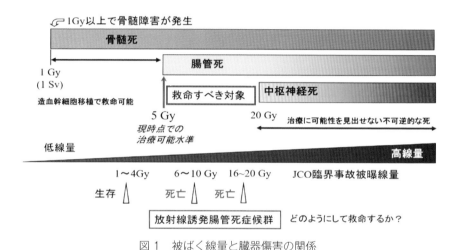

図 1　被ばく線量と臓器傷害の関係

2. 放射線誘発腸管死症候群

　腸管は骨髄に次いで放射線傷害が起きやすい。腸管粘膜の陰窩（crypt）に存在する**腸上皮幹細胞**は骨髄細胞と同様に活発な分裂増殖を繰り返し、放射線傷害の影響が出やすいためである。現時点では有用な治療対策はなく、間葉系幹細胞の移植などが検討されている。私たちは強い**抗酸化作用**を有する**ビタミン C** を用いて被ばく時に発生する活性酸素を消去することで腸管傷害を軽減する試みを研究している。

（木下　学）

福島第一原発の事故で放出された核種
について教えてください。

> A
> nswer
> ①原子炉の中では様々な放射性物質が生成されています。
> ②福島第一原発事故の際、ガスやプルームの形で様々な放射性物質が放出されました。
> ③主な核種はキセノン 133、ヨウ素 131、セシウム 134、セシウム 137、ストロンチウム 90、プルトニウム 238、プルトニウム 239、プルトニウム 240 などです。

> ポイント
> 原子力発電所の事故の際、放射性物質が外部に放出される。原子炉内は非常に高温であるため、ほとんどの核種は気体の状態で放出された後、気体や粒子として拡散し風に乗って大気中に広がっていくもの（**放射性プルーム**）もあれば、冷やされて**放射性降下物**となり地上に落下するものもある。

1. 原子炉内の放射性物質

　原子力発電の燃料はウランである。原子炉内で核分裂を生じさせ、それにより得られる熱エネルギーを発電に用いている。その過程で原子炉内には様々な種類の放射性物質が生成される。原子力発電所の事故により核燃料が融解するほどの高温になると、多くの物質が気体になり原子炉内が高圧になる。そのような事態に陥った場合、原子炉の破損を防ぐため原子炉内の気体状の放射性物質を外部に放出する**ベント**が行われる。福島第一原発の事故の際もベントが試みられたが、**水素爆発**による影響もあり、実際にベントができたかは議論が分かれている。

2. 放射性物質の放出

　原子炉内から外部に放出される放射性物質は、そのほとんどが気体の状態で放出される。キセノン等の**放射性希ガス**はそのまま大気中に拡散されるが、ヨウ素やセシウム等は冷えて粒子状になり、放射性プルームとなって拡散した後、地上に落下する。放射性希ガスや放射性プルームが通過する地域に留まっていると**外部被ばく**し、放射性プルームを吸入すると**内部被ばく**が生じる。

　3. 福島第一原発の事故で放出された主な核種

　放出された主な核種はキセノン 133、ヨウ素 131、セシウム 134、セシウム 137、ストロンチウム 90、プルトニウム 238、プルトニウム 239、プルトニウム 240 などである。特にヨウ素 131、セシウム 134、セシウム 137 は健康に及ぼす影響が大きい。

その他の核種はこれら３つの核種に比べると**半減期**が短いか、放出量が少ないため大きな問題は生じないと考えられている。ヨウ素 131 は半減期が８日と短いが、**安定ヨウ素剤**の予防内服がなされていないと、甲状腺に蓄積され甲状腺癌のリスクを高める。セシウム 134 とセシウム 137 は化学的性質がカリウムとよく似ているため、体に入った場合全身に分布する。ストロンチウム 90 は半減期が長く、化学的性質がカルシウムに似ているため、体に入ると骨に蓄積する。また、γ線を出さないため、内部汚染の状態を測定するのが困難となる。

核種	放射線	半減期	沸点 (℃)	融点 (℃)	放出量 (PBq)
キセノン 133	$\beta \cdot \gamma$	5 日	-108	-112	11,000
ヨウ素 131	$\beta \cdot \gamma$	8 日	184	114	160
セシウム 134	$\beta \cdot \gamma$	2 年	678	28	18
セシウム 137	$\beta \cdot \gamma$	30 年	678	28	15
ストロンチウム 90	β	29 年	1,380	769	0.14
プルトニウム 238	$\alpha \cdot \gamma$	88 年	3,235	640	1.9×10^{-5}
プルトニウム 239	$\alpha \cdot \gamma$	24,100 年	3,235	640	3.2×10^{-6}
プルトニウム 240	$\alpha \cdot \gamma$	6,540 年	3,235	640	3.2×10^{-6}

表 1　福島第一原発事故で放出された主な核種の特徴

引用文献
1)　放射線による健康影響等に関する統一的な基礎資料．環境省
　　https://www.env.go.jp/chemi/rhm/h30kisoshiryo/h30kisoshiryohtml.html
2)　福島第一原子力発電所事故の経過と教訓：東京電力ホールディングス
　　http://www.tepco.co.jp/nu/fukushima-np/outline/index-j.html
3)　福島第一原発事故　7つの謎：NHK スペシャル「メルトダウン」取材班、講談社現代新書、2015 年

（山本哲生）

チェルノブイリ原発事故後の発がん状況について教えてください。

①チェルノブイリ原発事故後、そしてソ連崩壊前後に周辺住民に小児甲状腺癌が増加したと報告されています。
②事故後に放射性ヨウ素で汚染された牛乳を飲んだこと等が原因と考えられています。
③国際機関の報告では、甲状腺癌以外の癌や白血病が増加したという報告はなされていません。
④しかし、精神心理的・社会的影響が甚大でした。

ポイント　1986年4月26日に旧ソ連（現在はウクライナ共和国）のチェルノブイリ原子力発電所4号炉で起こった爆発事故により、多量の放射性物質が外部に放出された。その後、周辺住民を対象とした健康調査が行われ、事故当時の乳幼児から小児を中心に甲状腺癌の発症が年余にわたり増加していることが報告された。

1. チェルノブイリ原発事故

　事故当時、チェルノブイリ原発には4つの原子炉が稼働していた。爆発した4号炉は定期点検のため停止する予定であった。その機会を利用していくつかの試験を計画していた。その一つがタービン発電機の回転惰性を利用して、緊急時の発電所内用電源を確保する試験であった。しかし、その試験に失敗し原子炉が制御不能になり爆発に至ったとされている。爆発により火災を生じ、原発職員と消防士が消火に当たった。そのうちの134名が**急性放射線症**を発症し、重症者には**造血幹細胞移植**を含む集中治療が行われたが、28名が死亡した。

2. 周辺住民の健康影響

　原子力発電所から半径30km以内の住民（約11万6千人）は全員移転させられたほか、半径350km以内であっても高濃度の汚染が認められた地域では、住民の移転が強制されたり、農業の停止措置がとられた。住民の健康調査の結果、事故から数年経過した頃から、小児から若年者を中心に甲状腺癌の増加が著明になってきた。この理由として、事故当時、旧ソ連は事故の情報をすぐに公にしなかったため、放射性ヨウ素で汚染された牛乳等が流通してしまい、それを飲んだ住民の甲状腺に放射性ヨウ素が多量に蓄積され、甲状腺被ばく線量が高くなり甲状腺癌の発症につながったと考えられている。

3. 甲状腺癌以外の発がん状況

　広島・長崎の原爆被爆者の調査では、被爆数年後からまず白血病が増加し、その後さまざまな癌が増えたことが知られている。一方、チェルノブイリ原発事故では、国際機関の報告によると、甲状腺癌以外の癌のリスクが増加したという報告は、現時点においてなされていない。しかし、事故やソ連崩壊による影響は甚大で、住民の精神心理的、そして社会的な影響の大きさなどから、二次的健康影響が報告されている。

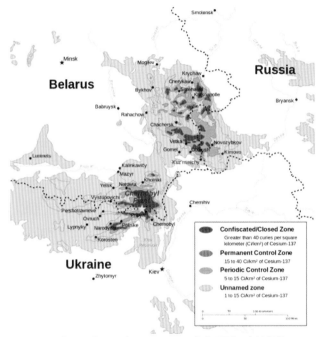

図1　セシウム 137 によるチェルノブイリ周辺土壌汚染マップ

引用文献

1）　チェルノブイリ事故による放射線影響と健康障害（原子力百科事典 ATOMICA）
　　https://atomica.jaea.go.jp/data/detail/dat_detail_09-03-01-12.html
2）　Chernobyl: Looking Back to Go Forward, International Atomic Energy Agency, 2006.
　　https://www.iaea.org/publications/7717/chernobyl-looking-back-to-go-forward
3）　1986-2016: CHERNOBYL at 30, World Health Organization, 2016.
　　https://www.who.int/ionizing_radiation/chernobyl/Chernobyl-update.pdf?ua=1

（山本哲生）

Q89 放射線被ばくの症状を軽減する手段はあるのでしょうか？

Answer
①放射線被ばくの症状を軽減するには、被ばくにより発生する活性酸素などのラジカルの除去が重要とされています。
②海外では、放射線治療に伴う副作用を予防するための放射線防護剤が開発され、使用されているものもあります。
③現在も様々な機序による放射線防護剤が開発中です。

ポイント
放射線が生体に当たると放射線が持つエネルギーにより、細胞成分が破壊され障害が出現する。放射線災害等で緊急時対応者がある程度の被ばくをすることは避けられないが、高線量被ばくにより出現する症状の軽減と、将来の晩発性発がんリスクを少しでも低減するための準備をしておくことが重要である。

1. 被ばくによる障害の機序

放射線が生体に影響を与える**遺伝子損傷**の機序には**直接作用**と**間接作用**がある。直接作用は、放射線が細胞内にある DNA 等に当たることで直接的に破壊され、細胞に障害を与える作用である。**放射線防護の原則**は、遮蔽等により外部被ばくの防護、マスク等により内部被ばく防護といった物理的な方法がとられる。一方、細胞の中での間接作用は、放射線が生体の水分子等に当たり、活性酸素等のラジカルを作る。そのラジカルが DNA 等の細胞成分に障害を与える作用である。間接作用の防護には発生したラジカルを除去する放射線防護剤を用いる方法がある。さらに、近年では新たな機序により放射線防護作用を有する薬剤の開発が行われている。

2. 現在使用されている放射線防護剤

アミフォスチン（商品名：エチヨル）という薬剤は、強力なラジカル除去作用を有する放射線防護剤である。実際に、頭頸部癌の放射線治療時に生じる粘膜炎等を予防する薬剤として海外で使用されている。ただし、日本ではまだ認可されていない。使用方法は放射線照射前に静脈内もしくは皮下投与する必要があり、被ばく後投与の効果については検証がなされていない。さらに、嘔気・嘔吐、下痢、アレルギー反応、血圧低下といった副作用が数％程度の頻度で発症すると報告されており、使用時には注意深い観察が必要である。

3. 開発中の放射線防護剤

薬剤が認可されるためには、動物実験を経た後に実際に人に投与し、安全性や効

果を検証する治験が必要である。しかしながら、放射線防護剤については、放射線事故自体稀な事象であるため、治験を行うことが難しい。従って米国においては、動物実験による効果と健常人に対する安全性を確認できれば、放射線防護剤として認可される枠組みがある。以下の薬剤は、今後米国で放射線防護剤として認可が期待されている。

(1) CBLB502

活性酸素除去作用を有するだけでなく、組織障害を促進させるアポトーシスを抑制する作用や、障害された組織を修復するサイトカインの産生を促進する作用を有する。

(2) Ex-Rad

細胞障害が進む過程で生じる細胞内伝達物質を抑制し、DNA修復を促進させる作用を有する。

(3) CLT-008

造血幹細胞由来の物質で、造血幹細胞の増殖を促進させる作用を有する。被ばく後でも一週間以内であれば効果がある。

(4) Prochymal

骨髄由来の間葉系幹細胞。急性放射線症により生じる種々の症状を緩和させる作用を有する。

(5) AEOL-10150

活性酸素除去作用により、急性放射線症による肺障害を緩和する作用を有する。

それ以外にも、動物実験レベルではあるが、様々な抗酸化物質に放射線防護作用を有するという報告がなされている。しかしながら、放射線防護効果を得るためには大量投与が多くの場合必要となる。その点からすると、大量投与による副作用がないビタミンC等が有力な候補として考えられている。

引用文献

1) Gale RP, Armitage JO: Are We Prepared for Nuclear Terrorism? *N Engl J Med* (2018): 378, 12246-1254

2) Kouvaris JR, Kouloulias VE, Vlahos LJ: Amifostine: The First Selective-Terget and Broad-Spectrum Radioprotector. *The Oncologist* (2007): Vol. 12, No. 6, 738-747.

3) Willyard C: Nuclear leak reinforces need for drugs to combat radiation. *Nature Medicine* (2011): 17, 391.

（山木哲生）

放射線・核災害時にどのようなタイミングで安定ヨウ素剤を飲むとよいでしょうか？

①原発事故やテロでは、様々な放射性物質の拡散が懸念されます。放射性のヨウ素やセシウム、ストロンチウムなどです。これらを吸い込んだり食物として摂取すると、体内で持続的に放射線傷害を引き起こす内部被ばくが起こります。

②放射性ヨウ素は普通のヨウ素と同じように甲状腺の濾胞細胞に取り込まれ、甲状腺に集積します。一旦、放射性ヨウ素が甲状腺に取り込まれると長期間貯留されます。安定ヨウ素剤は、放射性ヨウ素が体内へ入って甲状腺に集積する前に甲状腺をヨウ素で飽和しておくことで、放射性ヨウ素の甲状腺での取り込みを防ぐ効果があります（図1）。

③原発事故やテロが起こった場合は、安定ヨウ素剤を**内部被ばくの直前に飲む**ことが重要です。被ばく直後に服用すると放射性ヨウ素の甲状腺への取り込みを90％以上阻害できます。被ばく後2時間以内の服用でも80％阻害できますが、8時間後の服用では40％に阻害率が低下し、24時間経つと7％まで低下します1）。安定ヨウ素剤の効果は大凡24時間です。**内部被ばくの恐れがある事前服用は最も効果的**で、救助隊員などで被ばくが避けられない状況なら、汚染地域への出動24時間以内の内服で放射性ヨウ素の甲状腺への取り込みを90％以上阻害できます。

ポイント　ヨウ素は甲状腺の濾胞細胞に特異的に取り込まれ、生体に必須な甲状腺ホルモンの原料である。放射性ヨウ素も同様の機序で甲状腺に取り込まれ集積することで、内部被ばくにより持続的に甲状腺を傷害し甲状腺癌を誘発する。甲状腺へ取り込まれる速度は放射性ヨウ素もふつうのヨウ素も同じであるため、被ばく後できるだけ早く安定ヨウ素剤を内服し、甲状腺の**ヨウ素貯留を飽和状態にする**ことが重要で、被ばくにより体内へ入って来た放射性ヨウ素の甲状腺への集積を減らし尿から排泄させることができる。被ばく前に服用することが最も効果的であるが、被ばく後でも2時間以内なら放射性ヨウ素の取り込みを80％阻害できる。一刻も早い服用を可能にするため、あらかじめ安定ヨウ素は備蓄しておくべきである。放射線被ばくから1日経って服用しても放射性ヨウ素の取り込み阻害率は7％に留まる。

1. 安定ヨウ素剤の適応対象

　原爆被爆者のデータから40歳以上では放射線被ばくによる甲状腺癌の発がんリスクが増加しないことから、服用対象者は40歳未満が効果的である。乳幼児から若年

者ほど放射線被ばくによる甲状腺癌の発がんリスクが高くなるため、**若年者では早期の内服を優先的に心掛ける**。特に、新生児や乳幼児ではヨウ素を取り込む甲状腺濾胞細胞の細胞分裂が活発であり、甲状腺癌の発がん抑制効果が大きいと考える。**妊婦ではヨウ素が胎盤を通過する**ため、放射性ヨウ素による胎児の内部被ばくを避けるため、早期に安定ヨウ素を内服すべきで、この場合、妊婦が 40 歳以上であっても積極的に内服すべきである。

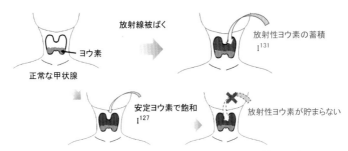

図 1　安定ヨウ素剤による甲状腺のヨードの飽和と放射性ヨウ素取り込み阻害

2. 安定ヨウ素剤の服用で注意すべきこと

　ヨウ素過敏症は必ずしも造影剤アレルギーと同じではないものの、常にアレルギー性ショックなどに注意し、慎重投与が求められる。低補体性血管炎やジューリング疱疹状皮膚炎などの患者は慎重に服用する必要がある [2]。**内服は原則 1 回**であり、盲目的に連用した場合は**甲状腺機能低下症**を起こす危険がある。3 〜 13 歳ではヨウ化カリウムで 50 ㎎、13 歳以上では 100 ㎎を内服し、生後 1 ヶ月〜 3 歳は 32.5 ㎎、それ未満では 16.3 ㎎を内服させる。放射線事故では放射性ヨウ素以外にも、放射性セシウムや放射性ストロンチウムが放出される。セシウムはカリウムに似て筋肉などに、ストロンチウムはカルシウムに似て骨などに蓄積しやすく、これらが体内に入った場合はやはり内部被ばくが起こる。当然ながら、放射性セシウムや放射性ストロンチウムによる内部被ばくには安定ヨウ素剤は全く効果がなく、これに留意すべきである。

引用文献
1)　京都薬報 , No396, 2011 年 4 月号
2)　原子力規制庁放射線防護企画課 , 安定ヨウ素剤の配布・服用に当たって
　　www.nsr.go.jp/data/000024657.pdf

（木下　学）

Q91 ビタミンCのような抗酸化剤は放射線傷害の予防に効果があるのでしょうか？

Answer

①ビタミンCは強い抗酸化力があり、放射線傷害を軽減する放射線防護剤として期待されています。安全性が高く水溶性のため、大量投与しても過剰なビタミンCは尿から排泄されます。

②放射線の細胞傷害メカニズムですが、放射線が直接、核内のDNAに当たると、これを切断します。2本鎖のうち1本しか切断されなかった場合、DNAはすぐに修復されますが、2本が同時に切断された場合は容易に修復ができず細胞傷害へと繋がっていきます。ただし、細胞内に侵入した放射線のほとんどはDNAには直接当たらず、細胞内の水分子に当たって活性酸素を発生させ、この活性酸素が二次的なDNA損傷を起こすことで細胞傷害が発生します（図1）。放射線による急性傷害はほとんどがこの活性酸素による傷害です。

③ビタミンCの大量投与は放射線ばく露で発生する**活性酸素を消去する**ことで、放射線の生体への傷害を軽減します。現在、有効な治療法のない放射線誘発腸管傷害に対しても、ビタミンCの大量投与は軽減効果を発揮すると期待されています。

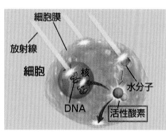

図1　放射線のDNA傷害機序と活性酸素の関与
ニュートン2011年6月号より改変

ポイント

1999年の東海村JCOの臨界事故で自衛隊に初めて原子力事故に対する災害派遣要請が出されて以来、私たちは放射線防護剤の研究を続けてきた。有効な治療法がない放射線被ばくによる腸管傷害に注目し、これへの対策として安全性が高く強い抗酸化力を持つビタミンCの有用性を検討してきた。マウスに14 Gyの放射線を照射すると骨髄移植をしても、造血機能は回復するものの腸管粘膜が脱落して腸管不全で死に至るモデルをまず開発した。この放射線誘発腸管死モデルのマウスに、あらかじめビタミンCを大量に経口で前投与しておくと、腸管傷害が軽減され救命効果があった。放射線照射で大量に発生した活性酸素がビタミンCの前投与で抑制され、腸

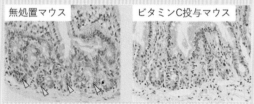

図2　放射線誘発腸管傷害時のビタミンCによるアポトーシス軽減効果（マウス）

管粘膜の腸管上皮幹細胞の DNA 障害が減少していた（図2）。これをもとに福島第一原発事故でも、派遣された自衛官がビタミン C を服用していたが、幸いにも腸管傷害を来すような高線量を被ばくする事態には至らなかった。

1. 広島原爆被爆患者とビタミン C

　かつて広島原爆投下直後に救護にあたった軍医たちは、ビタミン C の放射線傷害への軽減効果に気付いており、報告書にその記載がある（図3）。既にビタミン C の放射線防護研究を開始していた私たちが、これを陸上自衛隊衛生学校の資料館で見つけたときは、驚きを禁じ得なかった。

2. 非致死量の被ばくではビタミン C の後投与で骨髄傷害を軽減

　腸管傷害を来すような大量被ばくではビタミン C は前投与が必須だが、致死量以下の被ばく量ではビタミン C の大量投与が**後投与**でも（24 時間以内の投与であれば）、骨髄傷害への軽減効果があった。

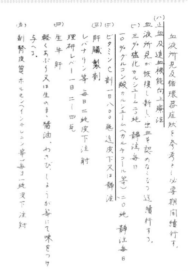

図3　旧陸軍軍医学校原子爆弾調査報告書（衛生学校彰考館蔵）

3. 原子力災害時に有用な放射線防護剤の候補

　世界ではビタミン C の他にも、放射線防護剤の研究開発が積極的に行われている。米国ではサルモネラ菌の鞭毛成分（TLR5 アゴニスト）のエントリモドや抗酸化作用があるバルドキソロンメチルが、ドイツでは造血幹細胞を刺激する IEPA（Imidazolyl Ethanamide Pentandioic Acid）が研究開発されており、バルドキソロンメチルは本邦でも現在、糖尿病性腎症で治験が行われている。イスラエルでは核攻撃に際して胎盤由来の**間葉系細胞バンク**が移植治療用に確立され、さらに台湾では IL-12 治療法などが研究開発されている。

（木下　学）

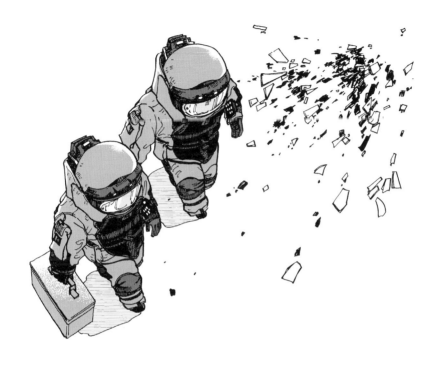

Part 4
テロ対処

監修：河本志朗
著者：四ノ宮成祥、須江秀司、木下 学

国家的な対処が必要なバイオテロのシ
ナリオについて教えてください。

 ①リチャード・ダンジグ（Richard Danzig）元米国海軍長官によ
ると、国家的な対処が必要なバイオテロのシナリオは４つあり、
炭疽菌及び天然痘によるエアロゾル攻撃、清涼飲料水へのボツ
リヌス毒素混入、家畜に対する口蹄疫です。
②生物学の進歩によりバイオテロの脅威も著しく増大していることから、産官
学の専門家により４つのシナリオをレビューし新たな脅威を想定することが
求められています。

ポイント　生物兵器は、開発に掛かる費用の割には大量破壊を引き起こすことも
可能なため「貧者の核兵器（a poor man's atomic bomb）」と呼ば
れることが多い。生物剤をミサイル弾頭に搭載し、爆発の衝撃でエアロゾル化し
て大量破壊を引き起こすための精緻な兵器開発には技術的ハードルが高い。とは
言え、テロリストがそうした水準を求めない場合には、技術的障壁は更に低くな
る。生物戦と異なり、バイオテロを引き起こすための生物剤の量は少ないため、
運搬しやすく、症状が発生するまでの潜伏期間もあるため、テロリストが移動し
ながら継続して攻撃することが可能な点は大きな脅威となる[1]。

1. ４つのバイオテロのシナリオ

　リチャード・ダンジグ元米国海軍長官は、2003年に米国防大学（National Defense University）から発表した報告書「壊滅的なバイオテロリズム−何をするべきか」の
中で、国家的な対処が必要なバイオテロのシナリオとして以下の４つを挙げている（表
1）[2]。
　（1）屋外における大規模なエアロゾル散布による炭疽菌攻撃
　（2）屋外における大規模なエアロゾル散布による天然痘攻撃
　（3）清涼飲料水にボツリヌス毒素を混入する攻撃
　（4）畜牛、羊、豚に口蹄疫を蔓延させる攻撃
　ダンジグ氏は、この４つのシナリオが、想定されるバイオテロのケースを網羅し
ている訳ではなく、脅威の内容に応じて対応策の改良が必要であるとしつつも、少な
くともこの４つの事態に対処することができれば、多くの脅威に有効に対処すること
ができると主張している。
　例えば、天然痘（ヒトからヒトへの伝染性が極めて強い）のアウトブレイクへの

対処が可能であれば、その他の伝染性の病原菌も抑えることが可能であり、炭疽菌（伝染性はないが迅速な治療が求められる）への抗生物質の備蓄体制が整っていれば、その他の細菌にも対処が可能であるとダンジグ氏は述べている。このため、仮にペストによる事案が発生したとしても、ペストが「天然痘のように伝染性はあるがその度合いは弱く、炭疽菌に類似しているとは言えより薬が効きやすい」ため、ペストにも十分対処できるのだと説明している[2]。

表 1 国家的な準備を必要とするバイオテロのシナリオ

シナリオ	使用する生物剤	特徴	対処／影響
1 屋外における大規模なエアロゾル散布 **(Aerosol)**	炭疽菌 (Anthrax)	吸入炭疽の対処には迅速な治療開始が必要。一般にヒトからヒトには伝染しない。	抗生物質の備蓄、迅速な検出技術（PCRなど）
2 屋外における大規模なエアロゾル散布 **(Aerosol)**	痘瘡ウイルス（天然痘）(Smallpox)	ヒトからヒトに感染する。伝染性が強い。	隔離施設の確保、ワクチン接種の必要性
3 清涼飲料への混入（食品テロ）**(Drink)**	ボツリヌス毒素 (Botulism)	製造・供給段階での混入により多数の傷病者を出す。A型菌由来の毒素の致死量（ヒト）は 1 μg。	早期であれば抗毒素（抗血清）による治療を行う。食品中の毒素は加熱処理（100℃1分または85℃10分）により破壊される。／食品の回収などによる経済損失、食品安全への不安
4 畜牛、羊、豚に対するアグロテロ **(Agro-terrorism)**	口蹄疫ウイルス (Foot and mouth disease)	発症を予防するためのワクチンは存在するが、いまだに重要な家畜伝染病である。罹患動物は長期に亘り糞便中にウイルスを排出する。	家畜の殺処分並びに移動禁止／家畜及び食肉の輸出入管理に影響、経済的な損失が大きい

2. バイオテロのシナリオの見直しも必要

　ダンジグ氏は、生物学の進歩によりバイオテロの脅威も著しく増大し、脅威の兆候の把握が益々困難になっているとして、新たな脅威（5番目のシナリオ）の検討について、政府の科学者、アカデミア、製薬会社、バイオ技術関連機関、情報機関が協力して行うべきだと述べている。具体的な脅威の検討内容は、生物学の進展、テロリスト・テログループ・国家の活動及び能力、新たな脅威の指標などで、情報収集をこうした分野に指向させるとともに、バイオテロのシナリオの内容も変化させるべきと提案している[2]。

引用文献
1) マルコム・ダンドー『バイオテロと生物戦争』ヘルス出版、2011 年。
2) Richard Danzig, 'Catastrophic Bioterrorism-What Is To Be Done?', Center for Technology and National Security Policy National Defense University Washington, D.C., August 2003. https://ndupress.ndu.edu/Portals/68/Documents/occasional/CTNSP/Catastrophic-Bioterrorism.pdf?ver=2017-06-16-151712-560

（須江秀司・四ノ宮成祥）

実際にあったバイオテロの事例について教えて下さい。

① 1990 年から 1993 年にかけて、オウム真理教はボツリヌス菌を成田空港、国会議事堂、皇居などの施設においてあるいは炭疽菌を東京都内の教団施設から散布（亀戸炭疽菌事件）しましたが、幸いにも人的被害はありませんでした。

② 2001 年の米国の炭疽菌郵送テロでは 5 人の死者が出ましたが、米陸軍感染症研究所に勤める研究者の単独犯行だったと考えられています。

③ 過去には冷戦時代において、ブルガリアの反体制派が滞在先のロンドンでリシンにより殺害される事件（1978 年）がありました。

④ 1984 年には、米国オレゴン州で狂信的宗教教団であるラジニーシ教団によるサラダバーへのテロ事件で多くの食中毒者を出しました。

ポイント　以前は生物兵器の開発には国家的な取り組みが必要だとされてきたが、オウム真理教が致死性の生物剤開発に着手していたことや、米国の炭疽菌郵送テロ事件からも分かるように、非国家主体によるバイオテロのリスクが高まっている。近年の生命科学研究の著しい発展は、生物剤入手手段の巧妙さとも相まってテロのリスクと考えられている。

1. オウム真理教によるバイオテロ

　オウム真理教は、サリンや VX などの化学兵器開発に先立ち、生物兵器開発を行っていた。教団が計画した生物兵器は、リケッチア、エボラウイルス、ボツリヌス菌、炭疽菌、毒キノコ等で、特にボツリヌス菌は成田空港、国会議事堂、皇居、敵対宗教集団の本部などの施設において散布が試みられた。また、炭疽菌は実際に東京都内亀戸の教団施設から散布した。

　ボツリヌス菌については、教団は 1990 年から東京及び横浜での散布を試みた。1993 年には車の噴霧器から散布し創価学会の**池田大作会長**を暗殺しようと試みたが失敗している。また、地下鉄サリン事件の 5 日前にも地下鉄霞ケ関駅で散布したが無被害だった。教団は 1992 年に北海道内のある大学から炭疽菌を不正に入手した模様で、東京都内の教団施設の屋上から散布したが、悪臭を放っただけで実質的な被害はなかった[1]。1993 年 6 月 9 日の徳仁皇太子御成婚パレードにおいては、炭疽菌を噴霧しようとしたまさにその時に噴霧器の故障により噴霧に失敗している。

　教団内では、**遠藤誠一**による生物テロプログラムと**土谷正実**による化学テロプログ

ラムとが進行しており、ある意味この両者はライバル関係であった。彼らは教団内でのプレゼンスを示すべく競っていたが、遠藤が数々の生物テロに失敗したのち、土谷主導の化学テロの方向に傾倒していった。かくして、1994年の**松本サリン事件**や1995年の**地下鉄サリン事件**など、多くの犠牲者を出す化学テロに繋がっていくことになる。

2. 米国における炭疽菌郵送テロ事件

　2001年米国同時多発テロ直後の9月から10月にかけて、7通の炭疽菌入りの封筒が、米上院議員やテレビ局、新聞社などに送付され、5人が死亡、17人が負傷するテロ事件が発生した（写真1）。事件当初、**米連邦捜査局（FRI）**は犯人の特定に難航し、別の人物を容疑者としていたが、その後、回収された炭疽菌の遺伝子を解析した結果、**米陸軍感染症医学研究（USAMRID）**の研究室に保管されている菌と一致した。こうしたことから、同菌にアクセスが可能で、炭疽菌に関連する研究を長年行っていた**ブルース・イビンズ（Bruce Ivins）**を容疑者として2008年にも起訴する方針であったが、イビンズ容疑者は起訴前に自殺した[2)3)]。近年になって、彼の容疑を否定する論文も出されているが、その真相は不明である。

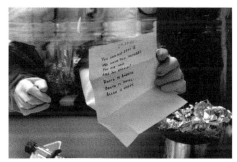

写真1　上院議員宛て郵便に同封された手紙
「米国に死を、イスラエルに死を、アラーは偉大なり」等と書かれている
（出典：FBI）

3. その他のバイオテロの事例

（1）ゲオルギ・マルコフ暗殺事件

　1978年、ブルガリアの反体制派で英BBC放送のキャスターだった**ゲオルギ・マルコフ（Georgi Markov）**が、ロンドン市内のバス停でリシンにより暗殺された。犯人は見つかっていなが、ブルガリア秘密警察による犯行とみられ、マルコフの遺体を解剖した結果、右腿裏からリシンの入った直径2mmのプラチナ製の球が見つかった（写真2）。目撃証言

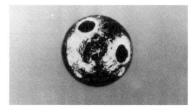

写真2　リシン入りのプラチナ製球
（出典：英テレグラフ紙）

から、犯人が特殊な傘で同球を発射したものと考えられている¹⁾。

（2）ラジニーシ教団によるサラダバーテロ事件

　1984 年には、米オレゴン州でラジニーシ教団がサラダバーへサルモネラ（実際に用いられた菌は Salmonella Typhimurium）を混入させる事件が発生した。同教団は地域の選挙妨害を企図して、10 か所のレストランにサルモネラを混入させ、751 人が食中毒を発生し 45 人が入院した。事件発生当初、バイオテロの可能性も含めて保健当局による調査が行われたが原因は特定されず、FBI が別容疑で同教団を捜査した際、事件で使われた菌と同じものが教団施設から見つかった。この後、教団信者は、サラダバーに加え街に水を供給するタンクにもサルモネラを混入したことを認めている[5]。特筆すべきは、彼らがバイオテロで使用した細菌株は ATCC（American Type Culture Collection）という細胞バンクのもので、VWR Scientific という企業から購入していたことで[6]、このような入手経路がバイオセキュリティに係る事項として認識されるようになった。

引用文献

1) Center for a New American Security『オウム真理教　洞察 ─ テロリスト達はいかにして生物・化学兵器を開発したか』2012 年 12 月。
2) Federal Bureau of Investigation, "Amerithrax or Anthrax Investigation". https://www.fbi.gov/history/famous-cases/amerithrax-or-anthrax-investigation
3) 「米研究者が自殺、炭疽菌事件の関与疑惑を苦にしてか」AFP（2008 年 8 月 1 日）https://www.afpbb.com/articles/-/2425251
4) Homeland Security Digital Library, 'Rajneeshee Bioterror Attack'. https://www.hsdl.org/c/tl/rajneeshee-bioterror-attack/
5) Dominic Selwood, 'On this day in 1978: Georgi Markov, Bulgarian dissident, is assassinated with an umbrella on Waterloo Bridge', *The Telegraph*, September 7, 2017. https://www.telegraph.co.uk/news/2017/09/07/day-1978-georgi-markov-bulgarian-dissident-assassinated-umbrella/
6) Bernett, Brian C.: U.S. biodefense and homeland security toward detection and attribution. Calhoun: The NPS Institutional Archive, 2006-12. https://core.ac.uk/download/pdf/36696117.pdf

（須江秀司・四ノ宮成祥）

ボジンカ計画について教えてください。

**A
nswer**

①ボジンカ計画とは、アルカイダ（Al-Qaeda）が東京経由を含む米民間旅客機 12 機を太平洋上で爆破しようとした計画です。事前に発覚し阻止されました。

②ボジンカ計画の予行とされる航空機爆破事件（マニラ発ヤブ経由成田行）が 1994 年に沖縄県大東島上空で発生し、航空機は那覇に緊急着陸しましたが邦人 1 名が犠牲になりました。

③ボジンカ計画後には、航空機自体を「武器」とする自爆テロによる計画が練られ、9.11 米同時多発テロに至りました。

ポイント 米同時多発テロに関する独立調査委員会報告書『9.11 委員会レポート』の中で、テロ首謀者に対する取り調べ内容が紹介されており、ボジンカ計画を含み、日本もアルカイダとは無関係ではないことが示されている。また、同計画が 1994 年 11 月にマニラを訪問するクリントン大統領の暗殺も予定していたことが明らかになっている。

1.　ボジンカ計画の概要

　ボジンカ計画とは、1994 年頃から複数のアルカイダの幹部が中心となって、東京、ソウル、香港などを経由して米国へ向かう 12 機の米民間旅客機を太平洋上で爆破しようとしたテロ未遂事件である。

　同計画には、1993 年 2 月にニューヨークで発生した**世界貿易センタービル爆破事件**の首謀者だった**ラムジ・ユセフ**（1995 年にパキスタンで逮捕）と共に、後の 9.11 米同時多発テロ事件で航空機による攻撃を立案した**ハリド・シェイク・モハメド**（2003 年にパキスタンで逮捕、図 1）も関与しており、同人物らはフィリピンのマニラを拠点として、爆発物の製造を行っていた。機内に液体爆薬を持ち込んだ後、タイマーで爆破する手口で、実行犯は経由地で航空機から下りる計画だったという。

　1995 年にマニラ市内にある犯人の拠点施設で火災が発生したため、同計画が事前に発覚し阻止された。フィリピン当局の押収資料には、ラムジ・ユセフのラップトップコンピュータがあり、その中にボジンカ計画に関するファイルが含まれていた。このほか、押収物の中には、**ニトロセルロース**（燃焼物質）で作られた服を着た人形も見つかっており、米国向けの貨物輸送機に積み込まれる計画だった。

Part 4

215

2.　ボジンカ計画の「予行」だったフィリピン航空機爆破事件

　ボジンカ計画に先立ち、実行犯らは爆発装置が実際に機能するのかを試すため、マニラ市内で映画館を爆破したほか、1994年12月11日には、マニラ発セブ経由成田空港行きの**フィリピン航空**機内において、座席下に設置した爆発物を沖縄県大東島上空で爆発させ、日本人乗客1名を殺害した。同機は那覇空港に緊急着陸した。

3.　ボジンカ計画以降、航空機による自爆テロ計画が具体化

　ハリド・シェイク・モハメドは、ボジンカ計画を進める中で、1993年の世界貿易センタービルに対する攻撃方法（トラックに爆薬を搭載して爆破）では、同ビルが倒壊しなかったため不十分であると考えた。このため、新たな手口として航空機による自爆テロを考えたと、米当局の取り調べに対して供述している。

　ボジンカ計画が阻止された後、ハリド・シェイク・モハメドは、こうした犯行計画をアルカイダのリーダーだった**オサマ・ビン・ラディン**と面会した際に提案した模様である。ビン・ラディンは後の9.11につながる航空機を使った米本土への攻撃に関する許可を1998～1999年頃に同人物に与えたという。

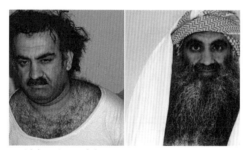

図1　ハリド・シェイク・モハメド（出典：英Guardian紙）

引用文献
1)　*The 9/11 Commission Report.*
　　https://www.9-11commission.gov/report/911Report.pdf
2)　Raymond Bonner, "Plot Echoes One Planned by 9/11 Mastermind in '94", *New York Times*, August 10, 2006.
　　https://www.nytimes.com/2006/08/10/world/europe/09cnd-bojinka.html
3)　『平成28年版警察白書』https://www.npa.go.jp/hakusyo/h28/index.html

（須江秀司・四ノ宮成祥）

Q95 ボストンマラソンにおける爆弾テロ後にどのような対処が行われたのでしょうか？

Answer

①ボストンマラソンのゴール付近で2度の爆発が発生し、3名が死亡して260名以上が負傷しました。手製爆弾の威力を高めるために金属片が飛び散る仕組みになっていました。

②多数の負傷者がでた一方で被害は最小限に抑えられ、特に医療面での対応が評価されています。

③テロ対策に当たる連邦政府機関と地元警察の間で、犯人に関する情報共有が不十分であった点も指摘されています。

ポイント

ボストンマラソン爆弾テロ事件発生を受けて、ゴール付近のCCTVの増設、大会会場近くの地下鉄の一次封鎖、観客のセキュリティチェック厳格化など、マラソン大会のセキュリティがより強化されるようになった。また、9.11米同時多発テロ以降に指摘されている「テロに関する関係機関同士の情報共有」が引き続き課題である点も確認された。

1. 爆破事件の概要

2013年4月15日午後2時50分頃、ボストンマラソンのゴール付近で2度の爆発が発生し、3名が死亡して260名以上が負傷した。爆発時のレース経過時間は前回大会で最も多くのランナーがゴールした時間だった。犯人は2003年までに米国に移民したキルギスタン生まれのチェチェン人、**タメルラン・ツァルナエフとジョハル・ツァルナエフ**の兄弟だった。2人は警備員1名を殺害しながら逃走を続けたが、19日に身柄を確保された。タメルランは警察との銃撃戦後、搬送先の病院で死亡した。捜査当局が公開した動画によると、犯人がゴール付近の人込みの中で地面にバッグを置く様子が捉えられており、爆発物は手製で爆発の威力を高めるために金属片が飛び散るような仕組みになっていた。

2. 事件後の対応

事件発生後、多数の負傷者が出たが、**救急救命士（EMT）**やボランティアの医療関係者が投入され、被害が最小限に抑えられたことから、医療面での対応が評価されている。また、有事において現場に展開する**初動対応者（First responders）**に対し、インターネットへのアクセス、通信、電話が可能になるシステム（Joint Incident Site Communications Capability：JISCC）が、現場で連携して立ち上げられた。こ

の他、米連邦航空局（FAA）は、ボストン・ローガン国際空港の航空機を地上待機させ、爆発現場上空の飛行を禁止する措置をとった。

　9.11米同時多発テロ後、ボストンは緊急時における捜査当局、医療関係者、消防等の関係機関が連携する手順を定めており、重傷者の搬送方法や障害者の避難方法等の訓練を進めていた都市であった。

3.　事件からの教訓

　事件後、米下院国土安全保障委員会が関係機関をヒアリングしてまとめた報告書は、テロ対応に当たる連邦政府機関と地元警察等の情報共有が不十分であったことを指摘している。2011年にロシア連邦保安庁（FSB）から連邦捜査局（FBI）に対して、同人物がロシアへ渡航し過激派グループと合流する可能性があるとの懸念情報が提供された。FBIは同人物の調査を行った結果、テロ容疑は無いとしたが、この件は地元警察と共有されなかった。また、同人物は2012年にロシアに渡航後、米国に戻りジハードに関する動画の投稿を始めたほか、通っていた**モスク**の聖職者に対し「米国文化を崇拝する偽善者」と中傷するなどして口論になりモスクから追放されていた。犯行防止のためには、こうした情報が事前に関係機関で共有されて、同人物の身元調査がより精緻に成されるべきだった。

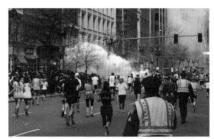

ゴール付近での爆発の瞬間
（出典：ロイター通信）

引用文献

1)　*The Road to Boston: Counterterrorism Challenges and Lessons from the Marathon Bombings, House Homeland Security Committee Report,* March 2014.
　https://www.hsdl.org/?abstract&did=751158

2)　Diantha Parker and Jess Bidgood, 'Boston Marathon Bombing: What We Know", *The New York Times,* January 1, 2015.
　https://www.nytimes.com/2015/01/02/us/boston-marathon-bombings-trial-what-you-need-to-know.html

3)　「ボストン、ロンドンマラソンの危機管理に学ぶ。求められる連携、訓練、ソリューション」『リスク対策 .com』
　https://www.risktaisaku.com/articles/-/519?page=2

（須江秀司・四ノ宮成祥）

Q96 「ホームグロウン・テロリスト」や「ローンウルフ型テロ」とは何ですか？

Answer

①欧米等の非イスラム諸国で生まれ育ちながら、ISIL（Islamic State in Iraq and the Levant：アイシル）などのテロ組織の扇動に影響を受けた結果、居住国でテロを行う者が「ホームグロウン・テロリスト（Homegrown Terrorist）」と呼ばれています。

②テロ組織の扇動に影響を受けながらも、テロ組織からの指示・支援を受けずに、個人で行うテロは「ローンウルフ（一匹狼：Lone Wolf）型のテロ」と呼ばれています。

③これらのテロは世界各地で発生しており、ISIL などが機関誌等にテロの手法を掲載しており、国際社会の脅威となっています。

ポイント ISIL やアルカイダ（Al-Qaeda:AQ）は、機関誌などを通じて、ホームグロウン・テロやローンウルフ型のテロを企図する支持者に対して爆発物の製造方法をはじめ、爆発ベルトや圧力鍋爆弾の使用、刃物、車を使ったテロ手法を紹介し、テロの標的としてソフトターゲットを狙うことなども指示している。

1. ホームグロウン・テロリストとは

　イスラム国の設立を一方的に宣言した ISIL（アイシル）（Q93 参照）やアルカイダ（AQ）などのテロ組織や過激主義者が、インターネット、SNS、機関誌などを通じて世界各地で過激思想を広め、テロを実行する戦闘員の勧誘を呼びかけている。欧米をはじめとした非イスラム諸国で生まれ育ちながら、こうしたプロパガンダに感化され過激化した結果、居住国でテロを行うのが「ホームグロウン・テロリスト（Homegrown Terrorist）」と呼ばれている。例えば、2015 年 12 月に米カリフォルニア州サンバーナーディーノで起きた銃連射事件（14 人死亡）では、ISIL の活動に影響された起こしたホームグロウン・テロリストだと考えられている（写真 1）。

　ホームグロウン・テロリストは欧州でも発生している。2015 年 11 月にはフランスのパリで、コンサート会場及びレストラン

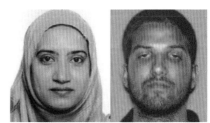

写真 1　テロ実行犯の写真
（出典：英 BBC）

を標的とした爆弾テロや銃撃が発生し約 130 人が死亡した。このほか、2016 年 3 月

には、ベルギー・ブリュッセルの空港で爆発が発生、その直後にブリュッセル市内の地下鉄駅でも爆発が起き、併せて 30 名以上が死亡した（写真 2）。パリ及びブリュッセルの連続テロに係わった容疑者には共通人物もおり、イスラム国との関係が指摘されている。

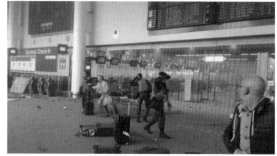

写真 2　爆発のあったブリュッセルの空港
（出典：英 BBC）

2.　ローンウルフ型テロとは

ISIL 等のテロ活動に影響を受けながらも、こうしたテロ組織からの指示や支援を受けずに、個人（又は少人数）で行うテロは「ローンウルフ（一匹おおかみ、Lone Wolf)型のテロ」と呼ばれる。

ローンウルフ型テロの一例として、2013 年 4 月に発生した米国・ボストンマラソンでの爆弾テロ事件（Q91 参照）がこれに該当するとも考えられている（写真 3）。

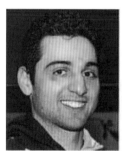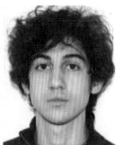

写真 3　ボストンマラソン爆弾テロ事件の
犯人（二人）
（出典：英ガーディアン紙）

一方、2011 年 7 月には、ノルウェー及び欧州諸国から「イスラムの排除」や「イスラム教徒を受け入れた多文化主義を採る労働党に対する制裁」といった反イスラムを掲げた連続テロがノルウェーで発生した。首都オスロの**政府庁舎爆破及びウトヤ島銃乱射事件**で少なくとも 77 名が死亡した。逮捕されたのはノルウェー人のアンネシュ・ブレイビク容疑者（当時 32 歳）で、警察によるとブレイビク容疑者は**キリスト教原理主義者**だという（写真 4）。爆弾の製造方法などはインターネットを

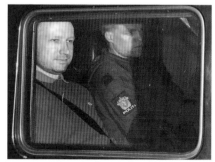

写真 4　ブレイビク容疑者
（出典：公安調査庁『内外情勢の回顧と展望』）

通じてネオナチ団体から入手し、爆薬の製造に使った化学肥料などは菜園を経営していたことで調達が可能だったとみられている。本テロは、単独犯としては世界最大級の死者数を出した大量殺人となった。

引用文献
1) 『平成 25 年版警察白書』
https://www.npa.go.jp/hakusyo/h25/honbun/html/p5110000.html
2) 『平成 28 年警察白書』
https://www.npa.go.jp/hakusyo/h28/gaiyouban/gaiyouban.pdf
3) 『平成 30 年度版防衛白書』
https://www.mod.go.jp/j/publication/wp/wp2018/html/n13102000.html
4) 公安調査庁「国際社会に今なお続く『イラク・レバントのイスラム国』(ISIL) の脅威」http://www.moj.go.jp/psia/ITH/topics/topic_02.html
5) 公安調査庁『内外情勢の回顧と展望』(平成 24 年 1 月)
http://www.moj.go.jp/content/000084409.pdf
6) 「パリとブリュッセルのテロ、仏当局が統括者を特定」CNN(2016 年 11 月 9 日)
https://www.cnn.co.jp/world/35091880.html
7) 『日本経済新聞(電子版)』(2011 年 7 月 23 日)
https://www.nikkei.com/article/DGXNASGM2302F_T20C11A7FF8000/
8) 『日本経済新聞(電子版)』(2011 年 7 月 24 日)
https://www.nikkei.com/article/DGXNASGM24016_U1A720C1FF8000/?dg=1
9) 「ノルウェー爆発・銃乱射事件、容疑者は『キリスト教原理主義者』」AFP(2011 年 7 月 23 日)
https://www.afpbb.com/articles/-/2815408

(須江秀司・四ノ宮成祥)

イスラム国の活動について教えて下さい。

A nswer

①イスラム国は ISIL（アイシル）というイスラム過激派組織が2014年、イラク及びシリアの領土一帯の支配を一方的に宣言して設立した「国」です。

②イスラム国は、独自のイスラム法解釈による国家建設を目指しており、異なる宗教及び宗派の人々の処刑を行うなどの残虐な行為を繰り返していました。

③イスラム国の活動に対して欧米諸国などが軍事作戦を行い、その結果、現在では事実上崩壊したとされています。

ポイント　ISIL は、元々はアルカイダ（AQ）関連組織であったが、方針の違いから AQ と決別した。イスラム国の活動に対し、米国を主導とした欧米諸国による有志連合軍が2014年からイラク、シリア等のイスラム国の拠点に対して空爆を実施し、ロシアもシリア国内でアサド政権を支持しながら軍事作戦を展開し、イスラム国は事実上壊滅した。

1. イスラム国とは

　イスラム国は、ISIL（アイシル：Islamic State of Iraq and the Levant）と呼ばれるイスラム過激派組織が、2014年にイラク及びシリア一帯の領域を支配して一方的に樹立を宣言した「国」である。ISIL 指導者であるアブ・バクル・バグダディが、イスラム教の予言者ムハンマドの後継者を意味する「カリフ」を自称し、独自のイスラム法解釈による国家の建設を目指しており、異なる宗教及び宗派の人々の処刑を行うなどの残虐な行為を繰り返していた。同人物は2019年10月に米軍の急襲を受けた際に死亡した。

2. イスラム国の活動

　イスラム国には旧イラク軍人や政府要員などが参加している。イスラム国は機関誌やソーシャルメディアを巧みに利用しながら高度な広報活動・戦闘員勧誘を行うとともに、テロの呼びかけを行っており、世界100か国以上から2万5千人以上の外国人戦闘員が、テロの計画や準備、訓練などを目的としてイスラム国に渡航しているという情報もある。武器や弾薬の入手についても、イラク軍関連施設から装備品の奪取や、合法的な取引を通じた化学物質入手により、IED（簡易爆弾）の製造、小型無人機

を使った攻撃、無人機による動画撮影を通じた自爆攻撃車両の誘導なども行っているという。

3. テロ組織の拡散

　イスラム国はイラク・シリア以外にも領域を拡大させており、各地に領土としての「州」が作られており、これらの州がシーア派系住民や治安機関などを狙ったテロを行っている（図1参照）。また、イスラム国に対する活動に同調する過激派組織が各国に浸透しており、フィリピンやインドネシアなどでもこれらの組織が市内の一部を占拠し爆破・銃撃テロが発生している。そのため、本拠地が壊滅した後もISILの影響を受けたテロの脅威が続いている。

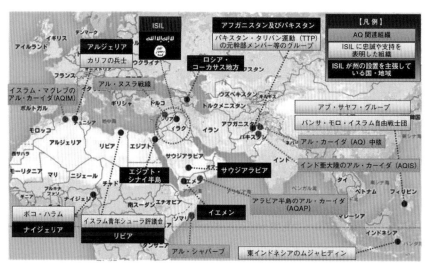

図1　イスラム国の活動地域（出典：『平成28年警察白書』）

引用文献
1）　『平成28年警察白書』
　　　https://www.npa.go.jp/hakusyo/h28/gaiyouban/gaiyouban.pdf
2）　『平成30年度版防衛白書』
　　　https://www.mod.go.jp/j/publication/wp/wp2018/html/n13102000.html

（須江秀司・四ノ宮成祥）

Q98 東京オリンピックでのテロ対策のポイントを教えてください。

Answer

①オリンピックでのテロ事案としては、過去に1972年のミュンヘン大会でのパレスチナゲリラによるイスラエル選手団襲撃テロや1996年のアトランタ大会でのキリスト教原理主義者によるオリンピック関連イベントへの爆弾テロがあります。オリンピックは世界中からたくさんの観客やメディアがが集まり注目されるため、一般市民のようなソフトターゲットを狙ったテロの格好の標的となる危険があります。

②テロは直接的な被害の大きさよりも不特定多数の市民に恐怖を与えることで社会全体を不安に陥れるものです。平和の祭典であるオリンピックでのテロは、テロリストにとって**社会不安を煽る格好の機会**となるため注意が必要です。

③爆弾テロは過去の幾多の事例から最も注意すべきものですが、これでオリンピック大会全体を中止に追い込むことは至難です。化学テロは被害が即効性で時に甚大ですが、やはり大会全体を中止に追い込むことは難しいと考えます。一方、バイオテロやダーティ・ボム（Dirty bomb）などによる放射能テロは即効性ではありませんが、被害の広がりが大きく大会自体を中止させる危険性があります。おそらくテロリストはこのようなテロ脅威の特徴を熟知しており、最も予想しない時期に、最も予想しない場所で、最も予想しない方法によってテロを仕掛けてくると思われます。

ポイント

オリンピックでテロ攻撃を行おうとするテロリストの目的は、平和の祭典の最中に社会全体を恐怖と不安に陥れることだと考えられる。マスメディアが広く報道し、世界の注目が集まっている場面でのテロの実行は、この目的を叶える条件が揃っている。瞬間的なインパクトの強さという点では爆弾テロがまず考えられ、化学テロがこれに続く。これらは警備体制を混乱に陥れる同時多発テロもしくは時間差の多発テロとして企画される危険性がある。観客が多く集まり避難が難しい閉鎖空間で、かつ世界にライブ配信されるような場面でのテロの衝撃は計り知れず、最も注意を要すると考える。一方、オリンピック大会全体を中止に追い込むような被害の広がりを目的とするなら、バイオテロを行うと考える。細菌やウイルスの感染では即効性がないため、オリンピックより前にテロが決行されるのではないだろうか。2020年4月以降は、時期的には既にバイオテロが実行される危険性が高まっているとも言える。しかし、2020年初頭から続く武漢発の新型コロナウイルス感染症（COVID-19）の東アジアでの蔓延状況を考えると、敢えて自らがリスクを冒してさらに新規の感染症を引き起こそう

とテロリストが考えるかは疑問である。Dirty bomb による放射能テロは即効性がなく、入手できる放射性物質の量を考えると、被災者の生体へのダメージは化学テロより軽微ではないかと考える。むしろ原発テロなどへの注意が必要となるが、オリンピックへの直接的なダメージとはならない。しかし、日本の社会での放射能への過敏な反応を考えると、決して RN テロへの対策を怠ってはならないと考える。

1. テロとは社会不安を如何に引き起こすかがポイント

　テロとは被害の大きさではなく、社会を如何に不安に陥れるかがポイントになる。もし、オリンピック競技が非公開で行われる記録会的なものであればテロリストには価値のないものと映るであろう。しかし、現実的には世界中から多くの観客が集まり、世界中に放映されるため、テロ対象として狙われる危険は大きい。これをよく理解して、関係者もテロリストの意図に乗らず、務めて冷静に救護対応すべきである。

2. 材料の入手し易さや剤の合成し易さも重要なテロ実行のポイント

　テロの危険性は、テロリストの能力、材料の入手し易さや剤の合成し易さにも大きく影響される。この点では大規模な化学テロやバイオテロ攻撃には周到な準備が必要となるが、爆弾テロは CBRN テロに比べると材料の入手が比較的容易であり、

　これによる同時多発テロ（時間差の多発テロも含む）はやはり最も注意すべきものである。また、当然ではあるが、実際のテロ攻撃は訓練のように事前に爆弾テロや化学テロ、バイオテロとテロの種類が分かっているものではないし、複合テロの可能性もあり得る。巧みに仕組まれた陽動作戦にも注意を要する。やはり基本は、テロリストの術中にはまることなく冷静に対応し、決して**過剰な不安を助長してはならない**ことが重要ではないだろうか。

（木下　学）

Part 5
有用情報（参考資料）

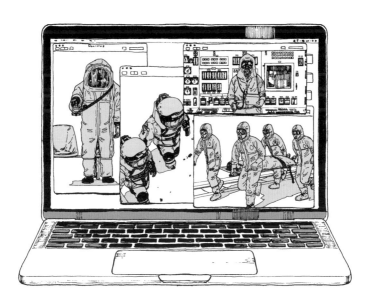

CBRN 事態対処に関連して役に立つ情報が掲載されているウェブ情報や参考資料を教えてください。

①ここでは、CBRN 事態対処に役立つ情報として、ウェブサイトの URL、出版されている書籍、見出しのロゴなどを紹介しました。
②危機管理の現場では、正確な情報を如何に迅速に取得・処理して適切な対処に繋げられるのかが重要です。そのような観点から、CBRN 対処に関係する正しい情報発信サイト、専門的見地からの意見が分かるサイトを選びました。
③本情報は、2020 年 2 月の段階で最新のものですが、情報は常にアップデートされるほか、検討すべき事項は時々刻々と変わります。必要な情報を適切なタイミングで得るためには、専門家や関係者間でのネットワーク構築が重要です。
④新型コロナウイルス（COVID-19）についての有用情報も紹介しました。

ポイント　CBRN 事態対処に必要な情報は、正確で誤りがないこと、科学的・専門的な見地から重要な点に焦点が当てられていること、状況に応じて最新の情報をアップデートしていること、関係するステークホルダーに分かりやすい共通の言語・用語を用いて記載されていること、などの要件が求められる。このような観点から、CBRN 事態対処に関わる専門家たちが閲覧するウェブサイトや書籍情報について紹介した。

1. CBRNE（Chemical, Biological, Radiological, Nuclear and Explosives）: Health Information Resources

https://disasterinfo.nlm.nih.gov/cbrne-training-modules

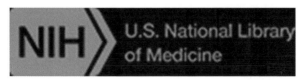

　米国 NIH のウェブサイトにある CBRNE に関する健康情報・教育教材に関する情報を入手できる。WISER（後述、Q10 参照）もこのウェブページの中から検索できる。

2. Emergency Preparedness and Response, Bioterrorism Agents/Diseases

https://emergency.cdc.gov/agent/agen アイウエオ tlist.asp

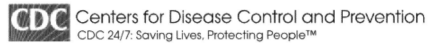

米国CDCがまとめたバイオテロに使用される可能性がある病原体・毒素の情報が、アルファベット順並びにカテゴリー別に示されている（Q41 参照）。

3.「オウム真理教：洞察 — テロリスト達はいかにして生物・化学兵器を開発したか」

https://www.cnas.org/publications/reports/aum-shinrikyo-second-edition-japanese （日本語版）
https://www.cnas.org/publications/reports/aum-shinrikyo-second-edition-english （英語版）

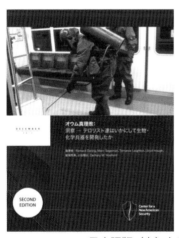 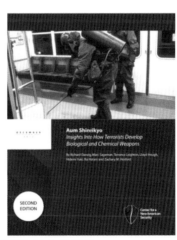

日本語版（左）と英語版（右）の表紙

　新アメリカ安全保障センター（Center for a New American Security）がまとめたオウム真理教によるテロの検証本(Q35 参照)。著者の Richard Danzig らは、25 回にも及ぶ死刑囚他オウム真理教信者ら（上祐史浩、中川智正、早川紀代秀、土谷正実、野田成人、匿名信者）とのインタビュー並びに死刑囚 3 名（中川智正、土谷正実、広瀬健一）との 31 回に及ぶ通信をもとに、教団幹部の生い立ち、入信から犯

行に至る経緯を詳細にわたって解析した渾身の一作。日本語版と英語版の両方があり
PDF ファイルをダウンロードできる。

4. 日本感染症学会ホームページ

http://www.kansensho.or.jp/ref/

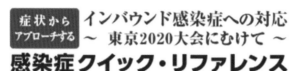

　東京オリンピックがマス・ギャザリング・イベントであることから、輸入感染症
対策をはじめ、どのような感染症対応をすべきかについての情報提供のサイト。

5. WISER (Wireless Information System for Emergency Responders)

https://wiser.nlm.nih.gov/

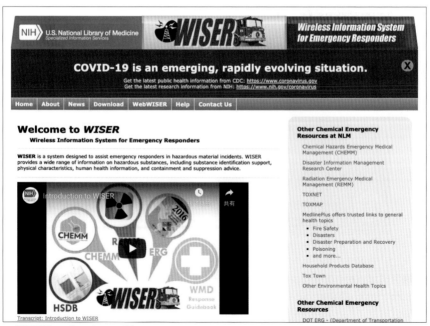

WISER のホームページ

化学剤ばく露の患者の診断や対処法についての online モジュール WISER（Q10 参照）を使用できる。

6. ポリオに関する厚労省のウェブページ

https://www.mhlw.go.jp/stf/seisakunitsuite/bunya/kenkou_iryou/
kenkou/kekkaku-kansenshou/polio/index_00001.html

健康・医療　世界的なポリオ根絶に向けた対応について

ポリオウイルスは合成生物学により 2002 年に人工合成できるウイルスとなっており、バイオセキュリティ上の管理が問題となっている。WHO は世界的なポリオ根絶に向けた取り組みを推進しており、根絶が実現した後の世界においてポリオ再発のリスクを最小化するための種々の方策について記載している。

7. オーストラリアグループ（Australia Group: AG）のウェブページ

https://australiagroup.net/en/

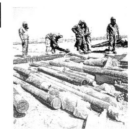

The Australia Group

Australia Group（AG）（Q4 参照）は生物・化学兵器の製造に関係する材料、機器、技術などの不拡散を目的として、貿易管理に係る規制を運用する国際間共同体である。ウェブサイトには、AG の成り立ち、現在の活動状況、規制リスト、加盟国、出版情報などが載っている。

8. International Gene Synthesis Consortium（IGSC）

https://genesynthesisconsortium.org/

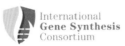

http://www.genesynthesisconsortium.org

IGSC は DNA 受託合成会社で形成する共同体で、本件に係る種々の問題を協議し運営改善の努力を行っている。「Harmonized Screening Protocol© v2.0　Gene Sequence & Customer Screening to Promote Biosecurity」については、下記の URL からダウンロードできる。

https://genesynthesisconsortium.org/wp-content/uploads/IGSCHarmonized Protocol11-21-17.pdf（Q67 参照）

Part 5

9. 緊急災害医療支援学　生物・化学戦（BC）の対処法（化学・生物）自衛隊中央病院　箱崎幸也、越智文雄、宇都宮勝之

http://www.group-midori.co.jp/logistic/bc/

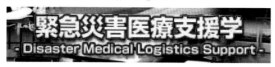

　緊急災害医療支援学のウェブ情報。BC テロに用いられる可能性のある剤の特徴と症状、対処法をわかりやすくまとめてある。

10. 化学災害・テロ時における医師・看護職員以外の現場対応者による解毒剤自動注射器の使用に関する報告書（厚生労働省）

https://www.mhlw.go.jp/content/12401000/000566877.pdf

　神経剤などのテロでは一刻も早い解毒剤の投与が救命の鍵となり、医師や看護師以外の現場対応者による解毒剤の自動注射器を用いた投与が重要となってくる。

11. 安定ヨウ素剤の配布・服用に当たって（原子力規制庁）

https://www.nsr.go.jp/data/000024657.pdf

　安定ヨウ素剤は放射性ヨウ素による内部被ばくを効果的に予防できるが、その際の注意事項、服用法を分かり易く解説している。

12. 新型コロナウイルス関連情報〈有用なウェブサイト〉

・**Johns Hopkins University のコロナウイルスに関する情報サイト（Johns Hopkins Center for Health Security）**

http://www.centerforhealthsecurity.org/newsroom/newsletters/e-newsletter-sign-up.html

Johns Hopkins 大学では、新型コロナウイルスに関する、疫学、ウイルス学、医学情報などにつき、最新情報をアップデートして 2 日に 1 回配信している。

・**厚生労働省．新型コロナウイルス感染症について**

https://www.mhlw.go.jp/stf/seisakunitsuite/bunya/0000164708 ＿00001.html

新型コロナウイルス感染症に関する厚労省からの最新情報が見られる。

・**日本感染症学会：新型コロナウイルス情報**

http://www.kansensho.or.jp/modules/topics/index.php?content_id=31

日本感染症学会が運営するサイト。新型コロナウイルスに関する情報や新型コロ
ナウイルス感染症（COVID-19）に対する対策の情報が明示されている。
http://www.kansensho.or.jp/modules/news/index.php?content_id=132
水際対策から感染蔓延期に移行するときの注意点

・**新型コロナウイルス感染症に係る診療報酬上の臨時的な取扱いについて（2020
年 2 月 14 日に厚生労働省保険局医療課が発出した事務連絡）**
http://www.hospital.or.jp/pdf/14_20200214_01.pdf
新型コロナウイルス患者を診察するにあたっての、診療報酬に関する臨時の通知
である。

・**教育ビデオ「アウトブレイクは防げる！～あなたから始める、一丸となって挑む
感染予防～」**
http://www.kankyokansen.org/modules/news/index.php?content _id=326
日本環境感染学会の東京 2020 大会対策委員会が作成した教育ビデオ。

・**UpToDate® の情報（新型コロナウイルスに関する学術情報）**
https://www.uptodate.com/contents/coronavirus-disease-2019-covid-19
新型コロナウイルスの関する医学学術情報（疫学、ウイルスの特徴、臨床像、診断、
治療、予防、公衆衛生・危機管理対策）のサイト。

・**TheScientist に掲載の記事**
How COVID-19 Is Spread
https://www.the-scientist.com/news-opinion/how-covid-19-is-spread-67143
新型コロナウイルス（COVID-19）がどのように拡がっていくのかについての科学
的な検証記事。
Why Some COVID-19 Cases Are Worse than Others
https://www.the-scientist.com/news-opinion/why-some-covid-19-cases-are-worse-
than-others-67160
新型コロナウイルス（COVID-19）の病態について、なぜ軽重があるのかに関する
考察記事。

13. Nuclear Threat Initiative (NTI)

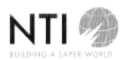

https://www.nti.org/learn/countries/
Sam Nunn 元米上院議員及び CNN を創業した Ted Turner 氏によって設立された
米ワシントン DC を拠点とするシンクタンク。名称は 'Nuclear（核）' であるが、各
国の生物兵器、化学兵器、核兵器、ミサイル開発、いわゆる**大量破壊兵器（WMD）**
に関する情報が豊富。各国の包括的な内容を知るには便利なサイト。

14. Institute for Science and International Security (ISIS)

https://isis-online.org/

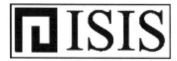

　米ワシントンDCを拠点とするシンクタンクで、国連でイラクの査察官を務めた David Albright 氏が創設。北朝鮮、イランなど大量破壊兵器関連技術（特に核、ミサイル）の調達活動、拡散ネットワークに関する情報が豊富で、WMD関連施設に関する衛星写真を使った分析も行っている。

15. biosecurity.jp 感染症 x 公衆衛生 x 安全保障

https://biosecurity.jp

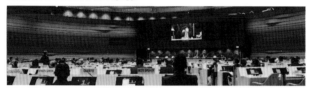

　バイオセキュリティに関する世界の出来事についての解説やニュースを紹介するサイト。齋藤智也氏を始めとする日本のバイオセキュリティの専門家が情報をアップデートしている。また、同専門家が中心となって開催した研究会（バイオセキュリティ研究会）の報告書及び動画も掲載されている。

16.　公益財団法人 公共政策調査会（Council for Public Policy）

http://www.cpp-japan.org/r_works/tero.htm
国際テロ問題などテロ対策に関する情報サイト。

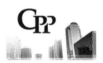

17.　国立研究開発法人 量子科学技術研究開発機構
　　　放射線医学総合研究所

https://www.nirs.qst.go.jp/index.shtml

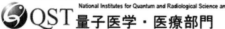

放射線医学、放射線研究に関する情報を提供しているほか、「放医研ライブラリ」

にて書籍やビデオの紹介がある。

18. 国連生物兵器禁止条約ウェブサイト（The Biological Weapons Convention

https://www.unog.ch/80256EE600585943/（httpPages）/04FB BDD6315AC720C1257180004B1B2F?OpenDocument

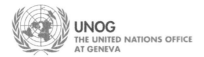

　国連ジュネーブの**生物兵器禁止条約**（BWC）（Q36 参照）に関するサイト。運用検討会議、会期間活動、Confidence-Building Measures（CBM）、Implementation Support Unit（ISU）などに関する情報を掲載。

（四ノ宮成祥・木下　学・須江秀司）

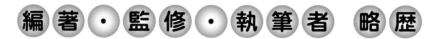

編著・監修・執筆者　略歴

編著

四ノ宮　成　祥（しのみや　なりよし）

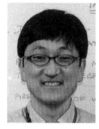

1958 年高知県生まれ。防衛医科大学校医学教育部医学科卒業。海上自衛隊医官勤務の後、1993 年防衛医科大学校生物学科目助教授、1997 年同微生物学講座助教授。2000 年英国 Liverpool School of Tropical Medicine, Diploma Tropical Medicine & Hygiene Course 修了、2002 年〜 2004 年米国 Van Andel Research Institute 招聘研究員を経て、2007 年から防衛医科大学校分子生体制御学講座教授。2016 年防衛医学研究センター長に着任。専門は、微生物・免疫学、分子腫瘍学、潜水・高圧医学、バイオセキュリティ。日本ヒト細胞学会理事長、日本臨床高気圧酸素・潜水医学会副代表理事。2009 年〜 2012 年文部科学省安全・安心科学技術委員会委員、2012 年日本学術会議特任連携会員（科学・技術のデュアルユース問題に関する検討委員会幹事）、2012 年度独立行政法人科学技術振興機構研究開発戦略センター特任フェロー。編著書・訳書に『インフルエンザとの戦い』（太陽美術　2011）、『バイオテロと生物戦争』（へるす出版 2011）、『生命科学とバイオセキュリティ デュアルユース・ジレンマとその対応』（東信堂 2013）、『Regulation of Signal Transduction in Human Cell Research』（Springer 2018）、『一目でわかる感染症対策 Q&A』（2019）、『Hyperbaric Oxygenation Therapy』（Springer 2019）などがある。

木　下　　学（きのした まなぶ）

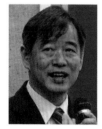

1963 年奈良県生まれ。防衛医科大学校医学教育部医学科卒業。航空自衛隊に入隊、1994 年防衛医科大学校医学研究科（外科侵襲学）、1996 年スタンフォード大学 pos doc フェロー（外科侵襲学）、1998 年自衛隊岐阜病院外科科長、2000 年航空自衛隊第 1 航空団衛生隊長、2001 年防衛医科大学校防衛医学研究センター外傷研究部門助教に UC 転官、2001 年防衛医科大学校微生物学講座准教授。専門は、微生物・免疫学、ショック、外科侵襲学、人工血液、バイオセキュリティ。SHOCK Editorial Board member、日本ショック学会理事、日本エンドトキシン自然免疫研究会監査理事。日本外科代謝栄養学会編集委員 , 用語委員、日本腹部救急医学会教育医、アジア太平洋安全保障研究センター Alumni、2011, 2012 年世界健康安全保障イニシアチブ脅威・リスク評価ワークショップメンバー、2013 年 ~2020 年厚生労働科学研究費補助金健康安全・危機管理対策研究事業分担研究者（バイオテロ）。共著書に『インフルエンザとの戦い』（太陽美術　2011）、『自衛隊医官のための特殊環境医学マニュアル』（防衛医学振興会 2016）、『自衛隊医官のための急病対策マニュアル』（防衛医学振興会 2006）、『病態のしくみがわかる免疫学』（医学書院 2010）などがある。

濱 田 昌 彦（はまだ　まさひこ）

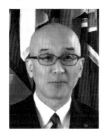

1956 年山口県生まれ。1980 年陸上自衛隊入隊。化学科職種で約 30 年、化学兵器防護、放射線防護分野で活躍。この間、化学学校研究員、教官、教育部長、陸幕化学室長等を歴任。1999 年から 2002 年まで、オランダ防衛駐在官兼 OPCW 日本代表団長代行。2013 年に化学学校副校長を最後に退官。元陸将補。退官後は、重松製作所主任研究員、また CBRN 防護のアドバイザーとして講演、執筆活動も。

山 下 俊 一（やました　しゅんいち）

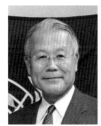

1952 年長崎県生まれ。1978 年長崎大学医学部卒業後、同第一内科。1984 年米国 Cedars-Sinai Medical Center-UCLA 内分泌研究員留学。1987 年長崎大学医学部第一内科助手を経て、1990 年同附属原爆後障害医療研究施設教授。2004 年 WHO ジュネーブ本部放射線プログラム専門科学官として派遣勤務。2009 年長崎大学大学院医歯薬学総合研究科長。2011 年福島原発事故対応のため福島県立医科大学副学長・特命教授、内閣官房原子力災害専門家グループ。2013 年長崎大学復職、理事・副学長、2018 年 3 月長崎大学定年退職。同年 4 月 1 日福島県立医科大学副学長・理事長特別補佐、長崎大学学長特別補佐・名誉教授。2019 年 4 月から量子科学技術研究開発機構量子医学・医療部門高度被ばく医療センター長を併任。専門は、内分泌代謝学・甲状腺学、放射線災害医療学、国際放射線保健学。日本内分泌学会理事・監事、日本甲状腺学会理事・理事長・監事、日本学術会議会員、アジア大洋州甲状腺学会理事などを歴任。編著書；『Long term health implications of the Chernobyl accident and relevant projects of WHO』(Health Physics 2007)、『正しく怖がる放射能の話』（長崎文献 2011 年）、『Thyroid Cancer and Nuclear Accidents』(Elsevier, Academic Press 2017)、『Lessons from Fukushima: Latest findings of thyroid cancer after the Fukushima NPP accident』(Thyroid 2018) など。

著者略歴

河　本　志　朗（かわもと　しろう）

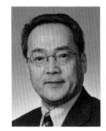

1954年山口県生まれ。1976年同志社大学経済学部を卒業して山口県警察官拝命。 1991年から外務省出向、1994年から警察庁警備局勤務を経て、1997年から公益財団法人公共政策調査会第二研究室長として国際テロリズム、テロ対策、危機管理などを研究。2015年日本大学総合科学研究所教授、2016年から日本大学危機管理学部教授。専門領域は国際テロ情勢、テロ対策、危機管理。

2011年から文部科学省科学技術学術審議会専門委員、2017年から文部科学省長崎大学高度安全実験施設に係る監理委員会委員、2018年から東京都国民保護協議会委員を務める。著書として『テロ対策入門』（共著、2006年、亜紀書房）、『実戦CBRNeテロ・災害対処』（共著、2018年、東京法令出版）など。論文として「大規模イベントにおけるCBRNテロ対策の取組と課題」『国際安全保障』第44巻2号、「警察における国民保護措置」『救急医学』第42巻1号、「ボストン・マラソン爆弾テロと多数傷病者事案対応」『消防研修』第100号、「わが国の対テロ政策－その現状と課題」『防衛法研究』第34号など。

執筆者

須　江　秀　司（すえ　しゅうじ）

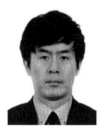

1972年山口県生まれ。1995年慶應義塾大学環境情報学部を卒業後、社団法人共同通信社入社（記者、98年退社）。2001年から防衛庁情報本部、2005年から内閣官房内閣情報調査室国際部を経て、2007年から2014年まで防衛省防衛研究所で大量破壊兵器（WMD）不拡散問題、CBRN防護等を研究。2014年内閣府遺棄化学兵器処理担当室、2017年から防衛医科大学校防衛医学研究センター事務部で勤務。2011年英国King's College London, Department of War Studies 修 了（MA in Non-proliferation and International Security）。論文等として「HSコードを使ったオープン・ソースの貿易統計分析からみた不拡散問題―北朝鮮の対日貿易を題材に」『CISTECジャーナル』No. 171、2017年9月、「自衛隊のCBRN事態対処―得られた知見をどう活かすか」『戦略研究』No. 16、2015年、「近年のWMD拡散・CBRN脅威の動向と主要国の対応に関する考察」（共著）『防衛研究所紀要』第16巻第1号（2013年11月）、「大量破壊兵器（WMD）不拡散における防衛省・自衛隊の役割―WMDインテリジェンスの強化に向けて」（共著）『防衛研究所紀要』第12巻第1号（2009年12月）、「核の鑑識活動」『防衛研究所紀要』第10巻第3号（2008年3月）など。

山 本 哲 生（やまもと　てつお）

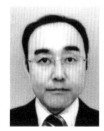

1969 年東京都生まれ。陸上自衛官。防衛省内局医務室長。1 等陸佐。防衛医科大学校医学教育部医学科卒業。防衛医科大学校病院、自衛隊中央病院で内科学研修の後、2003 年～ 2005 年放射線医学総合研究所緊急被ばく医療研究センターで研修し、被ばく医療を学ぶ。2004 年米国 Radiation Emergency Assistance Center/Training Site（REAC/TS）Radiation Emergency Medicine Course 修了。2005 年～ 2010 年陸上自衛隊部隊医学実験隊研究科研究員。放射線障害の研究に従事。2007 年日本財団アフリカ貧困調査団に参加し、南アフリカ、マラウイ共和国、マダガスカル共和国を視察。2009 年博士号取得。2010 年ハイチ PKO 派遣。2011 年陸上自衛隊対特殊武器衛生隊治療隊長の時に、福島第一原子力発電所事故が発生し原子力災害派遣。J-village で活動を行う。2011 年～ 2012 年国際原子力機関（IAEA）Incident and Emergency Centre 勤務。2012 年～ 2014 年陸上自衛隊部隊医学実験隊研究科長。2014 年～ 2016 年フランス共和国 Institut de radioprotection et de sûreté nucléaire（IRSN）に留学。2016 年～ 2018 年陸上自衛隊部隊医学実験隊研究科長。2018 年より現職。

加 來 浩 器（かく　こうき）

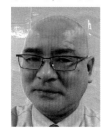

1963 年熊本県生まれ。防衛医科大学校医学教育部医学科卒業。陸上自衛隊医官として勤務の後、2000 年国立感染症研究所実地疫学専門家養成コース、2002 年陸上自衛隊衛生学校臨床検査教室長、2006 年東北大学大学院医学系研究科助教授、2008 年防衛医科大学校国際感染症学講座准教授、2012 年防衛医学研究センター感染症疫学対策研究官（教授）を経て、2016 年から同広域感染症疫学・制御研究部門教授。専門は、感染症疫学、公衆衛生学、熱帯感染症、感染制御学。新興・再興感染症、輸入感染症、医療関連感染、災害と感染症、食品の安心安全に関する感染症リスク評価などを研究テーマにしている。日本環境感染学会東京 2020 大会対策委員会委員長、同災害時感染制御委員会委員、外務省国際緊急援助隊感染症対策チーム公衆衛生班作業チームなど。編著書・訳書に『インフルエンザとの戦い』（太陽美術）、『アウトブレイク探偵』（ヴァンメディカル）、『ここが知りたい院内感染対策』（中山書店）などがある。

著者略歴

金山敦宏（かなやま　あつひろ）

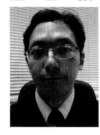

1973 年東京都生まれ。東京大学農学部卒業、東京大学大学院農学生命科学研究科博士課程修了。2007 年より防衛医科大学校国際感染症学講座助教。2015 年国立感染症研究所実地疫学専門家養成コース修了。同年、エボラウイルス病対応のため世界保健機関（WHO）短期専門家（疫学）としてシエラレオネへ派遣。2016 年より防衛医学研究センター広域感染症疫学・制御研究部門助教併任。専門は、感染症疫学、熱帯医学、食中毒。外務省国際緊急援助隊・感染症対策チーム作業部会・疫学班班員、北里大学医療衛生学部非常勤講師、北里大学看護キャリア開発・研究センター非常勤講師など。

藤倉雄二（ふじくら　ゆうじ）

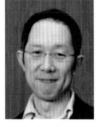

1978 年神奈川生まれ。筑波大学医学専門学群卒業。国立国際医療センター（現国立国際医療研究センター）で初期研修・呼吸器科レジデントとして勤務の後、国立病院機構水戸医療センター、筑波メディカルセンター病院、筑波大学附属病院、筑波学園病院を経て、2010 年より防衛医科大学校内科学講座（感染症・呼吸器）助教。2016 年東京医科大学大学院医学研究科修了。同年より防衛医科大学校病院医療安全・感染対策部講師として勤務。専門は呼吸器全般、感染症、感染制御学など。日本感染症学会評議員、日本化学療法学会評議員、日本環境感染学会評議員、日本呼吸器学会代議員。日本呼吸器学会「成人肺炎診療ガイドライン 2017」システマティックレビューチーム担当。

江尻寛子（えじり　ひろこ）

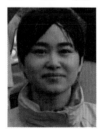

1983 年大阪生まれ。日本大学生物資源科学部獣医学科を卒業後、日本大学大学院獣医学研究科獣医学専攻に進学。大学院在学中、学術振興会、特別研究 DC2 に採用（2010 年 4 月〜 2012 年 3 月）。卒業後、学術振興会特別研究員 PD に採用され、国立感染症研究所、昆虫医科学部に流動研究員として勤務（2012 年 4 月〜 2015 年 3 月）。2015 年 4 月より防衛医科大学校共同利用研究施設の助教。2017 年 4 月より防衛医科大学校、防衛医学研究センター、広域感染症疫学・制御研究部門、助教を併任。衛生動物学会、学会誌編集委員。獣医学、昆虫医科学を専門としている。衛生動物（蚊、マダニなど）と媒介する病原体の研究に従事している。

索　引

・・・・・・・・・・・・・・和　文・・・・・・・・・・・・・・

索引

索引

索引

・・・・・・・・・・・・・欧 文・・・・・・・・・・・・

索引

索引

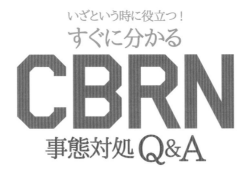

いざという時に役立つ！
すぐに分かる
CBRN
事態対処Q&A

2020年11月20日　第1刷発行

編著　　　　　　四ノ宮　成祥
　　　　　　　　木下　学

発行者　　　　　塩谷　茂代

発行所　　　　　イカロス出版株式会社
　　　　　　　　〒162-8616
　　　　　　　　東京都新宿区市谷本村町2-3
　　　　　　　　電話（販売部）　03-3267-2766
　　　　　　　　　　（編集部）　03-3267-2719
　　　　　　　　http://ikaros.jp

カバーデザイン　株式会社ハップ
カバーイラスト　朱戸アオ

印刷・製本　　　図書印刷株式会社
　　　　　　　　Printed in Japan

※本書のコピー、スキャン、デジタル化などの無断複製・転載は
　著作権法上の例外を除き禁じられています。
※乱本・落丁本はお取り替えいたします。